U0317410

临床常见病整体护理进展

LINCHUANG CHANGJIANBING ZHENGTIHULI JINZHAN

刘华娟 等 主编

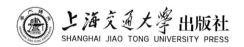

上海交通大学出版社
SHANGHAI JIAO TONG UNIVERSITY PRESS

内容提要

本书包含基础与临床应用两方面知识，以整体护理理念为中心进行讲解。前三章内容为一般护理常规、生命体征监测与护理、清洁与协助患者活动技术，简要地概括了临床护理中需要掌握的基础知识，对各种护理操作的具体步骤进行了描述。其次，本书从护理评估、护理问题等多方面入手，较为全面地阐述了内科、外科、妇产科、儿科常见病护理的知识。全书内容丰富，适合各级医院的护理人员及在校护理专业学生参考使用。

图书在版编目（CIP）数据

临床常见病整体护理进展 / 刘华娟等主编. --上海 ：
上海交通大学出版社，2021

ISBN 978-7-313-25416-0

Ⅰ．①临… Ⅱ．①刘… Ⅲ．①常见病－护理 Ⅳ.
①R47

中国版本图书馆CIP数据核字（2021）第186604号

临床常见病整体护理进展
LINCHUANG CHANGJIANBING ZHENGTIHULI JINZHAN

主　　编：刘华娟 等
出版发行：上海交通大学出版社　　　　　　　　地　　址：上海市番禺路951号
邮政编码：200030　　　　　　　　　　　　　　电　　话：021-64071208
印　　制：广东虎彩云印刷有限公司
开　　本：710mm×1000mm 1/16　　　　　　经　　销：全国新华书店
字　　数：238千字　　　　　　　　　　　　　印　　张：13.5
版　　次：2023年1月第1版　　　　　　　　　　插　　页：2
书　　号：ISBN 978-7-313-25416-0　　　　　　印　　次：2023年1月第1次印刷
定　　价：198.00元

编委会

主 编 简 介

◎ 刘华娟

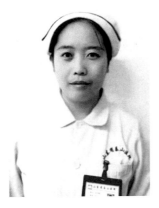

女，1973年生，副主任护师。毕业于山东第一医科大学护理专业，现就职于山东省泰山疗养院，担任卒中单元护士长，兼任山东省第二届护理人力资源管理专业委员会委员、山东省脑血管病防治协会护理专业委员会委员。主要从事各科护理和护理管理。曾多次获得"优秀共产党员"等荣誉称号。发表论文6篇，出版著作《养老医学》《现代老年护理实践》2部。

前言
FOREWORD

　　人作为一个社会生物体,有着最基本的需要。当人的基本需要得不到满足时,就会出现机体的失衡,影响身心健康,甚至威胁生命。护理是一个为人们健康服务的专业,护理的功能就是帮助护理对象满足他们的基本需要,维持或恢复身心健康,达到促进健康、预防疾病的目的。整体护理则是一种新兴的护理工作模式,它以现代护理观为指导,以护理程序为核心,将临床护理和护理管理的各个环节系统化。这种工作模式要求护理人员加强对患者自身的关注,把注意力放到患者所处的生活环境、心理状态等影响疾病康复的因素上,根据患者的生理、心理、社会、文化、精神等多方面的需要,为患者提供最佳的护理。

　　现在,社会发展促使护理学不断前进,护理学在社会中的作用、地位和价值日益提升,护理工作效率得以提高。整体护理作为现代护理行为的指导思想之一,其主要任务是以患者为中心,提供参与诊疗、消除疼痛、预防保健的健康服务。这说明护理人员不仅要掌握扎实的理论知识、熟悉护理工作细节,而且要能够运用护理技术为患者提供整体护理,以解决健康问题,并进一步为维护和增进人民健康,发展护理事业而努力。由此,我们编写了《临床常见病整体护理进展》一书,期望可以帮助广大护理人员解决临床实际工作中的护理问题,为患者提供更优质的护理服务。

　　全书结构框架清晰,先以一般护理常规开篇,介绍了入院、出院、营养支持等护理常规内容,为以下各章做了知识铺垫。其次,讲述了生命体征监测与护理、清洁与协助患者活动技术，对各种护理操作做了详细描述。最后，本书较为全面地阐述了急性冠脉综合征、颅内压增高、子宫颈炎和小儿热性惊厥等常见病的护理。在编写过程中，我们参阅了国内近年护理专业的文献和报道，结合了自身多年的临床经验，尽力使本书内容新颖、通俗易懂，以便各级医院的临床护理人员及在校护理学生阅读使用。

由于我们的认识和经验有限，且护理学发展日新月异，本书的内容无疑存在不足之处，希望读者不吝赐教，使本书日臻完善。

《临床常见病整体护理进展》编委会

2020 年 11 月

目录
CONTENTS

第一章

一般护理常规

第一节　入院护理常规

一、入院程序

入院程序是指门诊或急诊患者根据医师签发的住院证，自办理入院手续开始至进入病区的过程。

(一)办理入院手续

患者或家属持医师签发的住院证到住院处办理入院手续，如填写各种登记表格，缴纳住院保证金等。住院处电话通知病区值班护士安排床位，准备迎接新患者。如病区没有床位，门诊患者可办理待床手续，急诊患者应设法调整或增加床位。需急诊手术的患者，可以先手术，后补办入院手续。

(二)实施卫生处置

在卫生处置室协助患者进行卫生处置，护理人员应根据患者的病情和身体状况帮助患者沐浴、穿病患服、理发、修剪指甲等。急危重患者可酌情免浴。传染病患者或疑似传染病患者送隔离室处置。患者不用的衣服交给家属或办理手续暂存住院处。

(三)护送患者进入病区

住院处的护士携带病历护送患者进入病区。根据患者的病情和身体状况选择步行、搀扶、轮椅或平车等方式护送。护送时注意为患者保暖，不能停止输液、给氧等治疗，到达病区后与病区护士就患者病情、所采取的或将要继续的治疗与护理措施、患者的个人卫生情况及物品进行交接。病区护士应结合病情帮助患者取舒适卧位。

二、患者入病区后的初步护理

(一)一般患者进入病区后的护理

1.准备床单位

病区护士接到住院处通知后,立即根据患者的病情准备好床单位。将备用床改为暂空床,根据情况添加橡胶单和中单。备齐患者所需用物,如热水瓶、痰杯、垃圾桶等。传染病患者应安置在隔离病室。

2.迎接新患者

护士应以热情的态度、亲切的语言迎接新患者,妥善安置好患者后,向患者做自我介绍,说明自己的职责和工作内容,取得患者及家属的信任和配合。介绍同室病友,减少患者对陌生环境的恐惧,增强心理安全感,使患者有宾至如归的感觉,为建立和谐的护患关系奠定良好基础。

3.测量生命体征

为患者测量体温、脉搏、呼吸、血压及体质量,需要时测量身高并记录。

4.通知医师

通知医师诊视患者,将测得的生命体征数值告知医师,必要时协助体检或治疗。

5.建立病历

住院病案的排列顺序:体温单、医嘱单、入院记录、病史及体格检查、病程记录(包括手术、分娩记录单等)、各种检查报告单、护理病案、住院病案首页、门诊病案。

6.填写住院病历和相关护理表格

(1)用蓝色钢笔逐页填写住院病历眉栏及各种表格。

(2)用红色钢笔将入院时间竖写在当日体温单 40～42 ℃处。

(3)在体温单上记录首次测量的体温、脉搏、呼吸、血压、体质量及身高值。

(4)填写入院登记本、诊断卡(插在患者住院一览表上)、床头(尾)卡(置于床头或床尾牌内)。

7.做好介绍与指导

向患者及家属介绍病室环境、医院规章制度、床单位及其设备的使用方法,指导常规标本(如大便、小便、痰液)的留取方法、时间及注意事项,耐心解答患者提出的各种问题。

8.严格执行医嘱

按医嘱执行各项治疗和护理措施,通知营养室根据患者的病情和个人习惯准备膳食。

9.入院护理评估

对患者的健康状况进行评估,了解患者的基本情况、健康问题以及身心需要,填写入院护理评估单,拟定初步的护理计划。

(二)急诊患者入病区后的护理

病区接收的急诊患者一般是从急诊室直接送入或由急诊室经手术室手术后转入,病区护士接到通知后应根据患者情况做好以下护理工作。

1.准备床单位

护士应立即备好床单位,根据病情添加橡胶单和中单,将患者安置在危重病室或抢救室。如为急诊手术患者应准备好麻醉床。

2.备好急救物品及药品

检查急救车内药物及抢救用品是否齐全,通知医师做好抢救准备。

3.配合抢救

患者入病室后,护士密切观察病情变化,积极配合医师做好抢救工作,并及时做好护理记录。医师未到位之前,护士应根据病情做出初步判断,给予紧急处理,如心肺复苏、吸氧、吸痰、止血、建立静脉输液通道等。

4.暂留陪送人员

对于不能正确叙述病情和要求的患者,如精神障碍、语言障碍、听力障碍、意识不清的患者,老人或婴幼儿等,须暂留陪送人员,方便询问病情等有关情况。

三、新入院患者的心理需要及满足

人们在陌生的环境里会比在熟悉的环境中更容易产生心理不安全感。尤其是患者,当受到疾病的折磨进入陌生的医院环境时,其身心需要比常人更为复杂。

(一)帮助患者尽快熟悉医院环境

患者进入医院后,护士应该主动热情地接待,询问患者需要哪些帮助并尽量满足。住院部的护士在接待患者时,首先自我介绍,然后介绍主管医师、护士长的工作时间及办公室,治疗室的位置、发药时间,如何就餐、洗澡、领取生活用品等,同时介绍患者须知及其他有关的规章制度。

(二)及时将患者的病情通知患者本人或家属

为了帮助患者增强战胜疾病的信心和勇气,解除疑虑,护理人员应及时地将患者病情的动态变化情况告诉患者本人或家属,如诊断方式、诊断结果、治疗方案、病程持续时间、预后情况等。通过主动、细致的工作消除患者的自卑心理,建立良好的护患关系,有利于积极配合医护人员工作。

(三)积极开展健康教育工作

护理人员应根据患者的文化程度、病情,耐心地教育患者了解治疗中的注意事项,提供预防并发症及促进康复的相关知识。教育的方法可以采用口头教育,引导患者阅读有关的健康教育资料、观看电视录像、参加小组讨论,邀请已康复的患者现身说法等。

第二节　出院护理常规

一、出院方式

(一)同意出院

患者经治疗痊愈或病情好转可以回家继续休养,医师主动通知患者出院或由患者建议,经过医师同意后出院。

(二)自动出院

患者疾病未痊愈仍需住院治疗,但因经济、工作、个人、家庭等因素,患者或家属主动要求出院。在这种情况下,患者或家属须填写"自动出院"证明,然后由医师开出"自动出院"的医嘱。

(三)转院

根据患者的病情需转往其他医院继续诊治。这时,医师需要告知患者及家属,说明情况并开具"出院医嘱"。

二、出院护理

(一)出院前对患者的护理

医师根据患者的健康情况确定患者的出院日期,开出"出院医嘱"后,护士应完成以下工作。

1.通知患者与家属

护士将出院日期提前通知患者及家属,便于做好出院准备。如收拾物品、联系车辆等。

2.评估患者

出院前护士应对患者的身心状况进行评估,并填写患者出院护理评估单。做好患者的心理护理,给予安慰与鼓励,增强其信心,减轻离开医院所产生的恐惧与焦虑。

3.做好健康教育

为了帮助患者保持和巩固治疗效果,应做好必要的健康教育。通过健康教育指导患者出院后在休息、饮食、用药、功能锻炼和定期复查等方面的注意事项,必要时可为患者或家属提供有关疾病的相关资料,便于患者和家属掌握有关的护理知识、技能和护理要求。

4.征求意见

征求患者及家属对医院医疗、管理制度、膳食、护理等各项工作的意见及建议,以便不断改进工作方法,提高医疗护理质量。

(二)出院当日对患者的护理

1.执行出院医嘱

(1)填写出院通知单,通知患者或家属办理出院手续,结算患者住院期间治疗、护理等费用。

(2)如患者出院后需要继续服药,护士凭出院医嘱处方到药房领取药物,交患者或家属带回,并指导用药常识。

(3)停止一切医嘱,注销所有治疗、护理执行单,如发药单、注射单、检查单、护理单等。

(4)在体温单 40～42 ℃的位置,用红色钢笔在相应出院日期和时间栏内竖写出院时间。

(5)注销各种卡片,如"患者一览表"上的诊断卡及床头(尾)卡。

(6)填写出院患者登记本。

(7)按顺序排列出院病历。

出院病历按以下顺序排列:病历首页、出院记录(或死亡记录及死亡病例讨论录)、住院病历或入院记录、专科病历、病程记录、特殊诊疗记录单(包括术前小结、麻醉记录、手术记录等)、会诊申请单、检验及特殊检查报告单、护理记录单(按时间顺序排列)、医嘱单(按时间顺序排列)、体温单(按时间顺序排列)。

2.协助患者整理用物

护士应收回患者住院期间所借物品(如留有押金,办理手续返还患者),并消毒处理,同时归还患者寄存的物品,协助其整理好个人用物。

3.护送患者出院

患者或家属办理完出院手续后,将出院证交给病区护士。护士根据患者具体情况采用不同方式如步行、轮椅或平车护送患者到病区门外或医院门口。

(三)出院后的处理

1.床单位的处理

患者离开病室出院后方可进行床单位的处理,防止给患者造成心理上的不舒适。

(1)打开病室的门窗通风。

(2)撤去床单位的污被服,放入污衣袋,送洗衣房处理。

(3)床及床旁桌椅用消毒液擦拭,非一次性痰杯、面盆等用消毒液浸泡。

(4)床垫、床褥、棉胎、枕芯用紫外线灯管照射消毒或臭氧消毒器消毒,也可以日光暴晒6小时消毒,消毒后按要求折叠。

(5)传染性疾病患者的床单位及病室,均按传染病终末消毒法处理。

2.铺好备用床

准备迎接新患者。

3.按有关要求整理好患者的病历

交病案室保存。

第三节　营养支持护理常规

一、肠内营养护理常规

肠内营养是补充营养的主要途径,当患者因原发病不能或不愿经口进食时,如胃肠功能良好或可耐受时,应首选肠内营养。肠内营养途径一般有鼻饲、胃造口、空肠造口输注。经鼻胃管或胃造口适用于胃肠功能良好的患者,鼻胃管多用于1个月内的肠内营养,胃造口适用于长期肠内营养。经鼻肠管或空肠造口适用于胃肠功能不良、误吸危险大的患者,鼻肠管适用于1个月内肠内营养,空肠

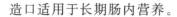

造口适用于长期肠内营养。

(一)输注前护理评估

评估患者饮食状况、饮食习惯、胃肠道功能、有无肠道梗阻或腹泻等,评估患者有无手术、创伤既往史以及心理-社会状况。

(二)选择合适体位

根据导管位置及病情,选择适宜患者的合适体位。一般采取 30°～45°半卧位;意识障碍或胃排空迟缓应者取半卧位,以防营养液反流和误吸。同时回抽胃液,确定导管是否在肠道内。

(三)评估胃内残余量

每 4 小时抽吸并估计胃内残留量,若残留量 100～150 mL,应延迟或暂停输注,或遵医嘱加用胃动力药物,以防胃潴留引起反流而致误吸。

(四)妥善固定导管

鼻胃管或鼻肠管应妥善固定于面颊部;胃或空肠造瘘管应固定于腹壁;可采用高举平台法、人字形交织固定法、"T"形胶布加压固定法等。每班密切观察,确认导管深度,防止导管移位并做好标记。

(五)保持导管通畅

输注中保证导管通畅,避免扭曲、折叠、受压;用 20～30 mL 温开水或生理盐水定时脉冲式冲洗导管;输注营养液前后、特殊用药前后需冲管,连续管饲则每隔 4 小时冲管。

(六)控制营养液的温度、浓度、速度

如需连续输注宜用营养泵保持恒定速度,并在 12～24 小时内持续滴注。营养液温度宜用加温器保持温度在 37～40 ℃。输注速度从慢到快逐步增加,一般输注速度从 15～20 mL/h 开始,逐渐达到全量(100～120 mL/h)。如果患者胃肠功能良好,可选用按时分次给予方法,该方法可用喂食器分次缓慢注入,每次入量 100～300 mL,并在 10～20 分钟完成。

(七)观察患者病情

密切观察患者有无腹泻、腹胀及恶心、呕吐等胃肠道不耐受症状,倾听患者主诉。

(八)遵医嘱给予营养液

营养液应由营养师及主治医师联合制定配方,并遵循从低浓度开始输注,再

根据胃肠道适应程度逐渐递增,以免引起胃肠道不适。

(九)保证营养液的质量

避免营养液污染、变质,营养液应现配现用,1 次仅配 1 日量,暂不用时置于－4 ℃冰箱保存,并于 24 小时内用完;未开封的肠内营养液在保质期内常温储存,自制汤类自制成时间开始计算保质期限为 8 小时。保持调配容器的清洁,每天更换输注管,或当营养液内含有牛奶及易腐败成分时,放置时间应更短。

(十)保护黏膜、皮肤

长期留置导管者,可因其压迫鼻咽部黏膜而产生溃疡,应每天用油膏润滑鼻腔黏膜。胃、空肠造口者应保持造瘘口周围皮肤干燥、清洁。

(十一)做好营养液标识

肠内营养液标识应清晰、醒目、统一;肠内营养液与肠外营养液应分两侧挂。

(十二)及时发现并处理相关并发症

常见并发症如导管移位、误吸、感染、糖代谢和脂代谢异常等。若患者突然出现呛咳、呼吸急促或咳出类似营养液的痰,应疑导管移位或胃反流,应暂停鼻饲。有糖代谢和脂肪代谢异常,应及时了解血糖、电解质等相关检测结果,以便及时调整配方或输注方式。

(十三)健康指导

向患者解释肠内营养的目的、意义及重要性,饮食摄入不足和营养不良对机体可能造成危害;带管回家的出院患者做好居家自我护理指导。

二、肠外营养护理常规

肠外营养分为部分肠外营养和完全胃肠外营养。完全胃肠外营养是指由胃肠外途径(通常由静脉)以浓缩形式输入患者所需的蛋白质、脂肪、碳水化合物、维生素、微量元素、电解质和水分,以达到营养治疗的目的。肠外营养输注途径包括外周静脉和中心静脉,其选择需视病情、营养支持时间、营养液组成、输液量及护理条件等而定。当短期(<2 周)、部分补充营养或中心静脉置管和护理有困难时,可经周围静脉输注;若长期、全量补充时则以选择中心静脉途径为宜。

(1)输注前评估患者的营养状况,根据测评结果调整治疗方案,逐渐过渡至肠内营养。

(2)完全胃肠外营养时应选用中心静脉。

(3)输注前评估胃肠外途径是否通畅,固定是否妥善。对于选用外周静脉患者注意评估静脉及输注液体的渗透压,以避免相关并发症发生。

(4)肠外营养液宜由经培训的医护人员在层流室或超净台内进行配制。

(5)合理安排输液顺序和控制输注速度。对已有缺水者,先补充部分平衡盐溶液。输液速度以 40～60 滴/分为宜,完全胃肠外营养输注不超过 200 mL/h,并保持连续性,避免肺水肿的发生。

(6)若完全胃肠外营养溶液输入前在冰箱内保存,应提前 0.5～1 小时取出复温。

(7)使用中心静脉输注时,严格无菌技术操作,按时对导管进行评估、维护;护士应该掌握中心静脉维护技术,能够识别导管相关并发症,如导管相关感染、导管相关血栓、静脉炎等。

(8)按医嘱监测外周血生化指标、电解质和血糖的变化,防止代谢性并发症。

(9)健康指导:告知患者及家属合理输注营养液及控制输注速度的重要性,告知患者不能自行调节输注速度,告知患者保护静脉导管的方法,避免翻身、活动、更衣时将导管脱出;当胃肠功能恢复或允许进食时,鼓励患者经口进食,以降低肠外营养相关并发症。当患者出院时,协助患者制订饮食计划,指导患者均衡营养,定期门诊复诊。

第四节 麻醉护理常规

一、全身麻醉护理常规

全身麻醉是麻醉药作用于中枢神经系统并抑制其功能,使患者神志消失、全身痛觉丧失、反射抑制以及一定程度的肌肉松弛。它是目前临床麻醉最常用的方法,可满足全身各个部位手术需求,较局部和椎管阻滞麻醉使患者更舒适和安全。按麻醉药进入体内的途径不同分为吸入麻醉、静脉麻醉。

(一)麻醉前护理常规

(1)麻醉前需对患者进行访视,了解患者病情、解答其对麻醉的疑问,向患者及家属介绍麻醉方法、术中可能出现的意外、急救准备情况,术中的不适感,麻醉后常见并发症的原因、临床表现及护理措施,消除恐惧心理。

(2)评估患者一般情况、现病史及既往史、麻醉史、药物过敏史及用药史,判断患者对手术和麻醉的耐受力。同时评估患者的营养状况、皮肤状况、黏膜有无出血及水肿征象。对患者的血、尿、便常规,生化检查、影像结果做初步了解。

(3)身体准备:麻醉前尽量改善患者身体状况,纠正潜在的生理功能紊乱和内科疾病,使机体各项指标处于良好状态。成年人择期手术前禁食 8～12 小时,禁饮 4 小时;小儿术前禁食(奶)4～8 小时,禁水 2～3 小时,急诊手术也应充分考虑胃排空问题。

(4)适应性训练:如床上排便、排尿训练及术中所需特殊体位训练。

(5)手术当日护士核对患者姓名、床号、性别、年龄、诊断等,检查询问麻醉前用药的实施情况及禁食、禁水的执行情况,取下义齿、发夹等饰品,嘱排空膀胱。

(二)麻醉后护理常规

(1)了解麻醉方式、麻醉用药种类和剂量。了解术中失血量、输血量及补液量,术中有无麻醉意外发生。

(2)妥善搬运、安置患者,根据医嘱连接心电监护、氧气、胃肠减压、尿袋、引流袋等,保持各管路畅通,并妥善固定。

(3)保持呼吸道通畅,麻醉未清醒前取平卧位、头偏向一侧,密切监测患者的生命体征及意识状态,每 10～30 分钟测量血压、脉搏、呼吸及血氧饱和度 1 次,可根据医嘱实施连续心电监护直至生命体征平稳。监护过程做好相关记录,发现异常及时报告医师。

(4)患者清醒后根据医嘱给予饮食或禁食、禁水,密切观察患者有无恶心、呕吐、呛咳等不适。注意及时清理口腔内分泌物、呕吐物,防止舌后坠抑制呼吸。

(5)患者清醒后根据医嘱、手术部位和各专科特点决定体位。加强皮肤护理,定时翻身。

(6)做好安全护理,患者躁动时加床档或使用约束带,防止患者坠床,同时积极寻找躁动原因。

(7)密切观察患者有无反流、误吸、气道梗阻、手术部位出血等并发症发生。

(8)做好患者指导:对术后仍存在严重疼痛,需带自控镇痛泵出院的患者,应教会患者及家属正确使用及护理方法。若出现镇痛泵断裂、脱落或阻塞者,及时就医。

二、局部麻醉护理常规

局部麻醉简称局麻,又称部位麻醉。麻醉药只作用于周围神经系统并使某些或某一神经阻滞;患者神志清醒,而身体某一部位的感觉神经传导功能被暂时阻断,但运动神经功能保持完好或同时有程度不等的被阻滞状态的麻醉方法。局麻具有简便易行、安全有效、并发症较少特点;适用于表浅的、局限的手术。根据麻醉药物作用部位不同分为表面麻醉、局部浸润麻醉、区域阻滞、神经阻滞麻醉。

(一)麻醉前护理常规

(1)评估患者既往史、用药史、麻醉史、过敏史、身体状况等,判断患者对手术和麻醉的耐受力。

(2)评估局麻注射部位皮肤的完整性,有无破溃、感染等。避免药物注入血管内。

(3)局麻前和患者解释麻醉过程的注意事项,减轻紧张心理。

(4)局麻过程中患者处于清醒状态,护士操作应轻柔,不说与手术无关的话;温柔的言语、轻轻地抚触可缓解患者紧张心理以及疼痛。

(5)一般局麻对饮食无特殊要求,但还是建议患者术前少食,以避免紧张、麻醉药过敏导致误吸。

(6)手术当日护士核对患者姓名、性别、年龄、诊断等,协助患者摆放手术体位。

(7)备好抢救车及仪器设备,以防麻醉意外。

(二)麻醉后护理常规

(1)局麻对机体影响小,一般无需特殊护理。若术中用药剂量较大、手术时间较长,应嘱患者术后休息片刻,经观察无异常后方能离院。

(2)与医师、麻醉师做好交班,了解术中情况及术后注意事项。

(3)密切观察患者有无麻醉药毒性反应或变态反应,如有口唇麻木、视物模糊、言语不清、意识不清,甚至呼吸、心跳停止等;或出现荨麻疹、喉头水肿等,立即告知医师停用局麻药。给予吸氧,遵医嘱给予抢救药物等对症处理。

(4)局麻后体位无特殊要求,可正常进食。

(5)对患者做好术后健康指导,嘱患者注意观察手术部位有无出血等。

三、椎管内麻醉护理常规

椎管内麻醉是指将麻醉药注入椎管的蛛网膜下腔或硬脊膜外腔,脊神经根受到阻滞使该神经根支配的相应区域产生麻醉作用,统称为椎管内麻醉。根据注入位置不同,可分为蛛网膜下腔麻醉(又称脊麻或腰麻)、硬膜外阻滞、腰硬联合麻醉、骶管阻滞麻醉。蛛网膜下腔麻醉适用于2～3小时以内的下腹部、盆腔、下肢及会阴部手术。中枢神经疾病、休克、败血症及高血压合并冠状动脉粥样硬化性心脏病（简称冠心病）等属于禁忌证。硬膜外麻醉适用于横膈以下各种腹部、腰部和下肢手术。

(一)麻醉前护理常规

（1）评估患者的既往史、用药史、麻醉史、过敏史、身体状况等。判断患者对手术和麻醉的耐受力。

（2）评估患者腰部注射部位皮肤的完整性，有无破溃、感染等，以及脊柱有无病变，如脊椎外伤、畸形、类风湿脊柱强直等。

（3）完善术前准备，对已存在高血压、低血压及血容量不足的患者，有效控制血压，补足血容量。

（4）做好解释工作，向患者介绍麻醉、手术过程和术后必要的配合，以及麻醉后可能出现的并发症，缓解患者紧张、恐惧心理。

（5）指导患者练习床上排尿、排便及术中所需特殊体位等训练。

(二)麻醉后护理常规

1.选取适当卧位

术后去枕平卧 6 小时，以免术后发生头痛，6 小时后根据病情给予适当卧位。

2.管路护理

正确连接各种管路，妥善固定，保持通畅。

3.心理护理

告知麻醉相关知识，缓解患者焦虑和恐惧。

4.穿刺点护理

穿刺点敷料保持清洁、干燥，穿刺点敷料有明显渗血或出血、硬膜外置管有移位或脱开迹象，及时报告医师。

5.麻醉后并发症的观察与护理

（1）头痛：头痛主因腰椎穿刺时刺破硬脊膜和蛛网膜，脑脊液漏出，颅内压下降及颅内血管扩张刺激导致。头痛者嘱其平卧，可遵医嘱给予镇静、镇痛药，亦可予以针刺合谷、内关穴。

（2）尿潴留：主要是因为支配膀胱的副交感神经恢复较晚，手术刺激膀胱、切口疼痛及床上排尿不习惯等。应鼓励患者尽早自主排尿，避免尿潴留的发生。若出现尿潴留可温热敷膀胱区（避开切口），或针刺足三里、三阴交、阳陵泉。若上述措施无效,予以导尿。

(3)硬膜外血肿:麻醉作用消失后观察双下肢温觉、触觉及运动功能是否正常,如双下肢不能活动,应考虑硬膜外血肿压迫脊髓的可能,及时报告医师。

(4)呼吸抑制:密切观察呼吸、血压和心率及面色的变化,有无呼吸抑制及低血压和心动过缓现象,如出现呼吸、功能不全,应立即予以吸氧,一旦出现呼吸、心搏骤停,立即进行心肺复苏,必要时行气管插管、机械通气治疗。

(5)恶心、呕吐:及时清理呼吸道呕吐物,必要时药物治疗。

(6)低血压:可根据医嘱快速输液,补充血容量。

(7)神经损伤:最常见是脊神经根损伤,表现为局部感觉或(和)运动障碍。如出现感觉障碍,可对症治疗,数周或数月可痊愈。

第二章

生命体征监测与护理

第一节 体温测量

一、目的

(1)判断体温有无异常。

(2)动态监测体温变化,分析热型和伴随症状。

(3)协助诊断,为预防、治疗、康复和护理提供诊断依据。

二、评估

(一)评估患者

(1)双人核对医嘱。

(2)核对患者床号、姓名、病历号和腕带(请患者自己说出床号和姓名)。

(3)评估患者的病情、治疗情况、心理和意识状态、合作程度。

(4)向患者解释操作目的、方法,注意事项和指导患者配合。

(5)评估影响体温测量准确性的因素:患者有无进食,有无冷热饮、冷热敷、沐浴、灌肠等。

(6)评估测温部位情况:如腋下有无破损、伤口,有无出汗等情况(询问患者有无干毛巾)。

(二)评估环境

安静整洁,宽敞明亮。

三、操作前准备

(一)人员准备

仪表整洁,符合要求。洗手,戴口罩。

(二)物品准备

治疗车上层放置体温计、记录本、快速手消毒剂,以上物品符合要求,均在有效期内。治疗车下层放置医疗废物桶、生活垃圾桶。根据患者情况准备干毛巾或纸巾。

四、操作程序

(一)核对患者信息

携用物推车至患者床旁,核对床号、姓名、病历号和腕带(请患者自己说出床号和姓名)。

(二)体温测量

1.口温

将口表水银端斜放于舌下窝,闭口勿咬,用鼻呼吸,3分钟后取出,读取测量数值,将数值告知患者。

2.腋温

(1)帮助患者解开衣扣,取干净的纸巾(毛巾)擦干腋下汗液,纸巾用后弃于生活垃圾桶。取出体温计再次检查其水银柱在35 ℃以下,将体温计水银端放于腋窝正中紧贴皮肤,指导患者屈臂过胸,夹紧。

(2)告知患者测量体温需要10分钟,嘱患者卧床休息。

(3)测量体温10分钟后,推车至患者床旁,取出体温计,读取测量数值,将数值告知患者。将体温计浸泡在75%乙醇盒(罐)内30分钟。

3.肛温

(1)体位:侧卧、俯卧、屈膝仰卧位,暴露测温部位。

(2)润滑肛表水银端,将肛温计轻轻插入肛门3～4 cm,3分钟后取出。用卫生纸擦净患者肛门处、用消毒纱布擦拭体温计。读取数值并告知患者。

(三)协助患者整理衣物

协助患者穿好衣裤,取舒适体位,整理床单位。

(四)记录

快速手消毒剂消毒双手,记录数值。

(五)体温计消毒处理

推车回治疗室,体温计收回后,根据不同的测量方法按要求进行消毒处理。

(六)书写护理记录单

洗手,书写护理记录单。

五、注意事项

(1)体温计是否完好,水银柱在 35 ℃以下。

(2)婴幼儿、意识不清或不合作的患者测体温时,应设专人守护。

(3)如有影响体温因素存在时,应当推迟 30 分钟测量。

(4)发现体温和病情不符时,应当复测体温。

(5)极度消瘦,腋下有创伤、手术、炎症,腋下出汗较多者不宜测腋温。

(6)当患者使用口表时,如不慎咬碎体温计,应当立即清除口腔内玻璃碎屑,再口服蛋清或者牛奶延缓汞的吸收。若病情允许,进食富含纤维食物以促进汞的排泄。

第二节　脉　搏　测　量

一、目的

(1)测量患者的脉搏有无异常情况。

(2)监测脉搏变化,间接了解心脏情况。

(3)协助诊断,为预防、治疗、康复、护理提供依据。

二、评估

(一)评估患者

(1)双人核对医嘱。

(2)核对患者床号、姓名、病历号和腕带(请患者自己说出床号和姓名)。

(3)评估患者的病情、治疗情况、心理和意识状态、合作程度。

(4)向患者解释操作目的、方法,注意事项和指导患者配合。

(5)评估影响脉搏测量的因素,患者测量脉搏前有无剧烈运动、紧张、恐惧、哭闹等。

(二)评估环境

安静整洁,宽敞明亮。

三、操作前准备

(一)人员准备

仪表整洁,符合要求。洗手、戴口罩。

(二)物品准备

治疗车上层放置表(有秒针)、记录本、快速手消毒剂,以上物品符合要求,均在有效期内。治疗车下层放置医疗废物桶、生活垃圾桶。

四、操作程序

(1)携用物推车至患者床旁,核对床号、姓名、病历号和腕带(请患者自己说出床号和姓名)。

(2)护士协助患者采取舒适体位,手臂放松置于床上,以示指、中指、环指指端按压桡动脉,力度适中,以能清楚测得桡动脉搏动为宜,正常脉搏测量 30 秒,乘以 2。脉搏异常患者测量 1 分钟。

(3)测量完毕,告知患者数值。根据脉搏情况告知注意事项。

(4)快速手消毒剂消毒双手,记录脉搏、呼吸数值。

(5)推车回治疗室,按要求整理用物。

(6)洗手,书写护理记录单。

五、注意事项

(1)如患者有紧张、剧烈运动、哭闹等,需稳定 15～30 分钟后测量。

(2)脉搏短绌的患者,应由 2 名护士同时测量。一名护士测脉率,另一名护士听心率,计时应 1 分钟。

第三节 血压测量

一、目的

(1)判断血压有无异常。

(2)动态监测血压变化,间接了解循环系统的功能状态。

(3)协助诊断,为预防、治疗、康复和护理提供依据。

二、评估

(一)评估患者

(1)双人核对医嘱。

(2)核对患者床号、姓名、病历号和腕带(请患者自己说出床号和姓名)。

(3)评估患者的病情、治疗情况、心理和意识状态、合作程度、基础血压值。

(4)向患者解释操作目的、方法,注意事项和指导患者配合。

(5)评估影响血压测量值的因素,患者 30 分钟内有无剧烈运动、沐浴、情绪波动等,有上述活动时需休息 20～30 分钟后再测量。患者肢体有无偏瘫、功能障碍,测量部位皮肤有无外伤。

(二)评估环境

安静整洁,宽敞明亮。

三、操作前准备

(一)人员准备

仪表整洁,符合要求。洗手,戴口罩。

(二)物品准备

治疗车上层放置血压计、记录本、快速手消毒剂,以上物品符合要求,均在有效期内。治疗车下层放置医疗废物桶、生活垃圾桶。

四、操作程序

(1)携用物推车至患者床旁,核对床号、姓名、病历号和腕带(请患者自己说出床号和姓名)。

(2)协助患者取卧位或坐位,打开血压计开关,保持血压计零点与被测肢体肱动脉和心脏处于同一水平位置,卧位时平腋中线,坐位时平第四肋。

(3)协助患者暴露被测量肢体,偏瘫、肢体外伤、手术患者测血压应选健侧肢体,以免影响所测血压的准确性,手掌向上,肘臂伸直,将袖带平整的缠绕于上臂中部,袖带下缘距肘窝 2～3 cm,袖带松紧以能放入一指为宜。

(4)将听诊器胸件放在肱动脉搏动最明显处,一手固定听诊器,另一手握加压气球,关气门,匀速向袖带内充气至肱动脉搏动音消失后再升高 2.7～4.0 kPa(20～30 mmHg)。

(5)缓慢放气,速度以水银柱下降 0.5 kPa/s(4 mmHg/s)为宜,注意水银柱刻度和肱动脉声音变化。

(6)当听诊器中出现第一声搏动音,此时水银柱所指刻度即为收缩压;搏动音突然变弱或消失,水银柱所指的刻度即为舒张压(如血压未听清或所测数值异常需要重复测时,应先将袖带内气体驱尽,待水银柱降到零点,稍停片刻,再重新测量)。

(7)测量完毕,取下袖带,整理好患者衣袖和床单位,协助患者取舒适卧位。告知患者数值,根据血压情况告知注意事项。

(8)放松血压计气门活塞,排尽袖带内气体,整理好放入盒内。将血压计向右倾斜45°,使水银柱内的水银全部回流到水银槽内,关闭水银槽开关,盖好盒盖,将血压计和听诊器置于治疗车下层。

(9)快速手消毒剂消毒双手,记录血压数值。

(10)推车回治疗室,按要求整理用物,用含有效氯 500 mg/L 消毒液浸泡的小毛巾擦拭听诊器、血压计。

(11)洗手,脱口罩。书写护理记录单。

五、注意事项

(1)保持测量者视线与水银柱弯月面同一水平。视线低于水银柱弯月面读数偏高,反之,读数偏低。

(2)长期观察血压的患者,做到"四定":定时间、定部位、定体位、定血压计。

(3)按照要求选择合适袖带(成人、儿童)。若患者衣袖过紧或过多时,应脱掉衣服,以免影响测量结果。

第四节　呼　吸　测　量

一、目的

(1)判断呼吸有无异常。

(2)监测呼吸变化,了解患者呼吸功能。

(3)协助诊断,为预防、治疗、康复、护理提供依据。

二、评估

(一)评估患者

(1)双人核对医嘱。

（2）核对患者床号、姓名、病历号和腕带（请患者自己说出床号和姓名）。

（3）评估患者的病情、治疗情况、心理和意识状态、合作程度。

（4）评估影响测量呼吸因素，测量前如有无剧烈活动、情绪激动等。

（二）评估环境

安静整洁，宽敞明亮。

三、操作前准备

（一）人员准备

仪表整洁，符合要求。洗手，戴口罩。

（二）物品准备

治疗车上层放置表（有秒针）、记录本、快速手消毒剂，以上物品符合要求，均在有效期内。治疗车下层放置医疗废物桶、生活垃圾桶。

四、操作程序

（1）携用物推车至患者床旁，核对床号、姓名、病历号和腕带（请患者自己说出床号和姓名）。

（2）护士协助患者采取舒适体位，手臂放松置于床上，以示指、中指、环指指端按压桡动脉，力度适中，以能清楚测得桡动脉搏动为宜，眼睛观察患者胸部或腹部起伏，一起一伏为一次呼吸，测量时间30秒，异常者测1分钟。

（3）测量完毕，告知患者数值。根据呼吸情况告知注意事项。

（4）快速手消毒剂消毒双手，记录呼吸数值。

（5）推车回治疗室，按要求整理用物。

（6）洗手，书写护理记录单。

五、注意事项

（1）如患者有紧张、剧烈运动、哭闹等，需稳定20～30分钟后测量。

（2）测量呼吸前不必解释，在测量过程中不使患者察觉，以免患者紧张，影响测量的准确性。

（3）危重患者呼吸微弱，可用少许棉花置于患者鼻孔前，观察棉花被吹动的次数，计时应1分钟。

第五节 冰袋使用

一、目的

(1)减轻局部充血或出血,局部消肿。

(2)镇痛、消炎、降温。

二、评估

(一)评估患者

(1)双人核对医嘱。

(2)核对患者床号、姓名、病历号和腕带(请患者自己说出床号和姓名)。

(3)评估患者病情、治疗情况、心理和意识状态、配合能力、目前体温情况。

(4)评估患者局部皮肤情况和活动能力。

(5)向患者解释操作目的、方法、注意事项和指导患者配合。

(二)评估环境

安静整洁,宽敞明亮。

三、操作前准备

(一)人员准备

仪表整洁,符合要求。洗手,戴口罩。

(二)物品准备

治疗车上层放置治疗盘内备化学冰袋、治疗巾、快速手消毒剂,以上物品符合要求,均在有效期内。治疗车下层放置医疗废物桶、生活垃圾桶。

四、操作程序

(1)携用物推车至患者床旁,核对床号、姓名、病历号和腕带(请患者自己说出床号和姓名)。

(2)协助患者取舒适体位。

(3)再次检查冰袋有无破损、用治疗巾将冰袋包好。

(4)将冰袋放置所需部位。用于高热降温,可置于前额、头顶部和体表大血管流经处(颈部两侧、腋窝、腹股沟等)。扁桃体摘除术后可将冰袋置于颈前颌下。

(5)观察患者应用冰袋的降温效果与反应,若局部皮肤出现发绀、麻木感,或患者出现不适则立即停止使用。

(6)用冰袋不超过30分钟或遵医嘱。

(7)再次核对患者床号和姓名。

(8)协助患者取舒适体位,整理患者衣物和床单位。

(9)用快速手消毒剂消毒双手,推车回治疗室,按医疗废物分类处理原则处理用物。

(10)洗手,书写护理记录单,记录用冷部位、时间、降温效果、患者反应等。

五、注意事项

(1)观察冰袋是否融化,融化后及时更换,保持治疗巾干燥。

(2)观察用冰袋冰敷部位皮肤的局部情况,皮肤色泽,如皮肤苍白、青紫,需立即停止使用冰袋,防止冻伤。

(3)注意倾听患者主诉,若有异常,如皮肤麻木,立即停止使用冰袋。

(4)禁用冰袋部位为枕后、耳郭、阴囊、心前区、腹部、足底等。

(5)如用于降温,冰袋使用后30分钟需复测体温。当体温降至39 ℃以下,应取下冰袋,并在体温单上做好记录。

第六节 乙醇擦浴

一、目的

为高热患者降温。

二、评估

(一)评估患者

(1)双人核对医嘱。

(2)核对患者床号、姓名、病历号和腕带(请患者自己说出床号和姓名)。

(3)评估患者病情、治疗情况、心理和意识状态、合作程度、目前体温情况。

(4)评估患者皮肤状况、活动能力和有无乙醇过敏史。

(5)向患者解释操作目的、方法,注意事项和指导患者配合。

(二)评估环境

安静整洁,宽敞明亮,必要时遮挡。

三、操作前准备

(一)人员准备

仪表整洁,符合要求。洗手,戴口罩。

(二)物品准备

治疗车上层放置快速手消毒剂和治疗盘,治疗盘内备弯盘(内盛有 25%～35%乙醇 100～200 mL,温度 27～37 ℃),治疗盘外备浴巾、小毛巾、治疗巾、热水袋(内装 32～34 ℃热水)、冰袋、清洁衣裤。以上物品符合要求,均在有效期内。治疗车下层放置医疗废物桶、生活垃圾桶。必要时备屏风、便器。

四、操作程序

(1)携用物推车至患者床旁,核对床号、姓名、病历号和腕带(请患者自己说出床号和姓名)。

(2)松开被尾,遮挡隔帘或屏风,保护患者隐私。

(3)按需给予便器。

(4)协助患者脱去上衣便于擦拭,取仰卧位。

(5)冰袋置于头部,可协助降温,防止头部充血。热水袋置于足底,可促进足底血管扩张,减轻头部充血。

(6)将浴巾垫于需擦拭部位下方。

(7)将小毛巾浸入乙醇拧至半干,缠于手上呈手套状,以离心方向边擦边按摩,擦拭完毕,用浴巾擦干皮肤。

(8)顺序如下所述。

双上肢:患者取仰卧位,按顺序擦拭。①颈外侧-肩-肩上臂外侧-前臂外侧-背。②侧胸-腋窝-上臂内侧-前臂内侧-手心。

腰背部:患者取侧卧位,从颈下肩部,臀部,擦拭毕,穿好上衣。

双下肢:患者取仰卧位,按顺序擦拭。①外侧:髂骨-下肢外侧-足背。②内侧:腹股沟-下肢内侧-内踝。③后侧:臀下-股后侧-腘窝-足跟。

(9)时间:每侧(四肢、背腰部)3 分钟,全过程 20 分钟以内。

(10)观察患者降温后的效果与反应,若出现寒战、面色苍白、脉搏异常、呼吸异常,则停止使用。

(11)再次核对患者床号和姓名。

(12)擦浴完毕,取下热水袋,根据需要更换干净衣裤,协助患者取舒适卧位。

(13)整理床单位,拉开隔帘或撤去屏风。

(14)用快速手消毒剂消毒双手,推车回治疗室,按医疗废物分类处理原则处理用物。

(15)洗手,书写护理记录单,记录擦浴时间、降温后效果、患者反应等。

五、注意事项

(1)乙醇温度应接近体温,避免过冷。

(2)擦浴过程中,注意观察局部皮肤情况和患者反应,若出现寒战、面色苍白,脉搏和呼吸异常时,应立即停止,并及时通知医师。

(3)擦至腋窝、肘窝、手心、腹股沟、腘窝处稍用力并延长停留时间,以促进散热。

(4)颈后、耳郭、胸前区、腹部、阴囊、足底禁忌擦浴,新生儿和血液病高热患者禁用乙醇擦浴。

(5)擦浴手法以拍拭(轻拍)方式进行,避免摩擦。

(6)擦浴时间每侧(四肢、腰背部)3分钟,全过程控制在20分钟内,以防产生继发效应。

(7)擦浴后30分钟测量体温,若低于39℃,取下头部冰袋,降温后将体温记录在体温单上。

(8)擦拭完的部位应及时为患者遮盖被子,以保护患者的隐私。

第三章

清洁与协助患者活动技术

第一节 铺 床

一、备用床

(一)目的

保持病室整洁,准备接收新患者。

(二)评估

1.评估患者

(1)病室内无患者进行治疗或进餐。

(2)告知患者操作的目的和方法,取得患者配合。

2.评估环境

安静整洁,宽敞明亮,空气流通。

(三)操作前准备

1.人员准备

仪表整洁,符合要求。洗手,戴口罩。

2.物品准备

清洁车上层放置床褥、大单、被套、棉胎或毛毯、枕芯、枕套,叠放整齐并按使用顺序放于车上。污衣袋、快速手消毒剂。

(四)操作程序

(1)携用物推车至患者床旁。

(2)有脚轮的床,应先固定,调整床的高度。

（3）移开床旁桌，距离床约 20 cm。移床旁椅至于床尾正中处，椅背离床尾 15 cm，置铺床用物、棉胎或毛毯、床褥，连同枕芯一起于椅面上。

（4）检查床垫或根据需要翻转床垫。

（5）铺大单。①将大单中线对齐床面中线放于床褥上，将大单展开，顺序为床头、床尾、中间依次打开。②铺大单床头：护士移至床头将大单散开平铺于床头。③先铺近侧床头大单：一手将床头的床垫托起，一手伸过床头中线将大单塞入床垫下，在床头约 30 cm 处，向上提起大单边缘使其同床边缘垂直，呈等边三角形，以床沿为界。将三角形分为两半，上半三角覆盖于床上，下半三角平整塞在床垫下，再将上半三角翻下塞于床垫下，形成直角。④护士移至床尾，同步骤③铺床尾角。⑤护士移至床中间处，两手下拉大单中部边缘，塞于床垫下。⑥护士移至床对侧，同步骤③～⑤铺对侧大单。

（6）铺棉被或毛毯。①将被套中线对齐床面中线放于大单上，向床头侧打开被套、使被套上端距床头 15 cm，再向床尾侧打开被套，并拉平。②将近侧被套向近侧床沿下拉散开，将远侧被套向远侧床沿散开。③将被套尾部开口端的上层打开至 1/3 处。④将棉胎放于被套尾端开口处，棉胎底边与被套开口边缘平齐。⑤套被套：拉棉胎上缘中部至被套被头中部，充实远侧棉胎角于被套顶角处，展开远侧棉胎，平铺于被套内。⑥充实近侧棉胎角于被套顶角处，展开近侧棉胎，平铺于被套内。⑦护士移至床尾中间处，一手持被套下层底边中点、棉胎底边中点、被套上层底边中点于一点，一手展开一侧棉胎；两手交换，展平另一侧棉胎，拉平盖被。⑧系好被套尾端开口处系带。⑨折被筒：护士移至左侧床头，平齐远侧床沿，内折远侧盖被，再平齐近侧床沿，内折近侧盖被。⑩护士移至床尾中间处，将盖被两侧平齐两侧床沿，内折成被筒状于床两侧，分别将盖被尾端塞于床垫下。

（7）将枕套套于枕芯外，四角充实、平整，系带。横放于床头，开口背对病室门。

（8）将床旁椅放回原处，保持床单位整齐、美观。

（9）洗手，脱口罩。

（五）注意事项

（1）符合铺床实用、耐用、舒适、安全的原则。

（2）床单中缝与床中线对齐，四角平整、紧扎。

（3）被头充实，盖被平整，两边内折对称。

（4）枕头平整、充实，开口背门。

(5)注意省时、节力。

(6)病室和患者单位环境整洁、美观。

二、暂空床

(一)目的

(1)供新住院患者或暂时离床患者使用。

(2)保持病室整洁。

(二)评估

1.评估患者

评估患者是否可以暂时离床活动或外出检查。

2.评估环境

病室内无患者进行治疗或进餐,清洁、通风。

(三)操作前准备

1.人员准备

仪表整洁,符合要求。洗手,戴口罩。

2.物品准备

按备用床准备用物,必要时备一次性中单。

(四)操作程序

1.方法一

改备用床为暂空床。

(1)携用物推车至患者床旁。

(2)移开床旁椅放于床尾处,将枕头放于椅面上。

(3)将备用床的盖被上端向内折 1/4,然后扇形三折于床尾,并使之平齐。

(4)根据病情需要,铺一次性中单。

(5)将枕头放回床头。

(6)移回床旁椅。

2.方法二

铺暂空床。

(1)同备用床步骤(1)~(7)。

(2)护士于右侧床头,将备用床的盖被上端向内折 1/4,然后扇形三折于床尾,并使之平齐。

(3)移回桌椅,洗手,脱口罩。

(五)注意事项

(1)同备用床。

(2)用物准备符合患者病情需要。

三、麻醉床

(一)目的

(1)便于接收和护理麻醉手术后患者。

(2)使患者安全、舒适,预防并发症。

(3)避免床上用物被污染,便于更换。

(二)评估

1.评估患者

(1)双人核对医嘱。

(2)核对床号、姓名、病历号和腕带(请患者自己说出床号和姓名)。

(3)评估患者病情和术后可能需要的抢救或治疗物品。

(4)告知患者操作的目的和方法,取得患者配合。

2.评估环境

安静整洁,宽敞明亮。病室内无患者进行治疗或进餐,通风。

(三)操作前准备

1.人员准备

仪表整洁,符合要求。洗手、戴口罩。

2.物品准备

清洁车上层放置床褥、棉胎或毛毯、大单、被套各1个、枕芯2个(软、硬各1个)、枕套2个、一次性中单。根据患者病情、麻醉方式和麻醉后的苏醒情况准备。必要时准备开口器、口咽通气道、压舌板、牙垫、治疗碗、手电筒。一次性氧气装置、血压计、听诊器、心电监护仪(根据医嘱)、输液架等。根据病情和手术名称准备手术后专科用物,如胃肠减压装置等。快速手消毒剂。

(四)操作程序

(1)携用物推车至患者床旁。

(2)铺大单和一次性中单:同备用床步骤(5)①～③。手术部位下铺一次性中单。

(3)铺棉被:同备用床步骤(6)①～⑧。

(4)护士于床尾向上反折盖被底端,齐床尾,系带部分内折整齐。

(5)将背门一侧盖被平齐床沿内折。

(6)将近门一侧盖被边缘向上反折,对齐床沿。

(7)将盖被三折叠于背门一侧。

(8)套枕套,软枕横立于床头,硬枕纵放于三折盖被上,齐被头上缘。

(9)移回床旁椅。

(10)将用物放置于床旁桌上。

(五)注意事项

(1)同备用床。

(2)护理术后患者的用物齐全,患者能及时得到抢救和护理。

四、卧有患者床

(一)目的

(1)保持患者的清洁,使患者感觉舒适。

(2)观察病情,协助患者变换卧位,预防压疮和坠积性肺炎。

(二)评估

1.评估患者

(1)评估患者病情、意识状态、活动能力、配合程度等。

(2)告知患者操作的目的和方法,取得患者配合。

2.评估环境

(1)同病室内无患者进行治疗或进餐等。

(2)酌情关闭门窗,按季节调节室内温度,必要时用屏风遮挡患者。

(三)操作前准备

1.人员准备

仪表整洁,符合要求。洗手,戴口罩。

2.物品准备

清洁车上层放置大单、被套、枕套、床刷、床刷套,需要时备清洁衣裤、一次性中单,快速手消毒剂。

(四)操作程序

(1)携用物推车至患者床旁,放于床尾正中处,距离床尾 20 cm 左右。

(2)放平床。

(3)移患者至对侧,松开床尾盖被,将患者枕头移向对侧,并协助患者移向对侧,患者侧卧,背向护士。

(4)松近侧污单,从床头至床尾将床单和一次性中单拉出,塞于患者身下。

(5)取床刷,并套上床刷套,扫净近侧床褥。

(6)铺近侧清洁大单和一次性中单:铺大单同备用床步骤(5)①～③,铺一次性中单。

(7)移患者至近侧,协助患者平卧,将患者枕头移向近侧。患者侧卧,面向护士,躺卧于已铺好床单的一侧。

(8)松开对侧污单,护士转至床对侧,从床头至床尾将各层床单从床垫下依次拉出。放于护理车污物袋内。

(9)清扫对侧床褥。

(10)铺对侧清洁大单、一次性中单:铺大单同备用床步骤(5)①～③,铺近侧一次性中单。

(11)摆体位,协助患者平卧,将患者枕头移向床中间。

(12)套被套同备用床步骤(6)。

(13)更换枕套。

(14)同备用床步骤(7)。

(15)铺床后处理:移回床旁椅。根据天气情况和患者病情,取舒适体位,开窗通风。快速手消毒剂消毒双手。

(五)注意事项

(1)同备用床。

(2)患者卧位安全,防止坠床,必要时加床档。

(3)避免患者受凉。

(4)与患者进行有效沟通,满足患者身心需要。

第二节 床上洗头

一、目的

(1)去除头皮屑和污物,清洁头发,减少感染机会。

（2）按摩头皮,促进头部血液循环和头发生长代谢。

二、评估

(一)评估患者

（1）核对患者床号、姓名、病历号和腕带(请患者自己说出床号和姓名)。

（2）评估患者的病情、治疗情况、心理和意识状态、合作程度。

（3）评估患者梳洗习惯、卫生情况、头发和头皮状态。

（4）向患者和家属解释操作目的和过程,取得患者配合。

(二)评估环境

安静整洁,宽敞明亮,室温适宜。

三、操作前准备

(一)人员准备

仪表整洁,符合要求。洗手,戴口罩。

(二)物品准备

治疗车上层放置治疗盘,内备眼罩或纱布、耳塞或棉球(以不吸水棉球为宜)、洗发液、梳子、别针、电吹风,治疗盘外备橡皮中单、浴巾、毛巾、橡胶马蹄形卷或自制马蹄形垫(可用洗头车代替)、冲洗壶、水壶(内盛 40～45 ℃热水或按患者习惯调配)、脸盆或污水桶、快速手消毒剂,以上物品符合要求,均在有效期内。治疗车下层放置医疗废物桶、生活垃圾桶。洗头车。必要时备屏风、便器。

(三)环境准备

室温调节至(24±2)℃。

四、操作程序

（1）携用物推车至患者床旁,核对床号、姓名、病历号和腕带(请患者自己说出床号和姓名)。

（2）调节室温至(24±2)℃,必要时使用隔帘或屏风,按需给予便器。

（3）摇平床头,移去枕头,将橡皮中单和浴巾垫于患者头和肩下;松开患者衣领向内反折,将毛巾围于颈部,用别针固定。

（4）协助患者仰卧,上半身斜向床边,移枕于肩下,患者屈膝,可垫枕于两膝下。

马蹄形垫洗头法:将马蹄形垫垫于患者后颈下,使患者颈部枕于马蹄形垫的突起处,头置于水槽中。马蹄形垫下端置于脸盆或污水桶中。

洗头车洗头法:将洗头车置于床头侧边,安置患者斜角仰卧或侧卧,头部枕于洗头车的头托上,将接水盘置于患者头下。

(5)用眼罩或纱布遮盖双眼,用耳塞或棉球塞好双耳。

(6)洗发:测试水温合适后,松开头发,用水壶倒温水或喷头冲淋温水充分湿润头发。取适量洗发液于掌心,均匀涂遍头发。用指腹揉搓头皮和头发,方向由发际至脑后部反复揉搓,同时用指腹轻轻按摩头皮。一手抬起头部,另一手洗净脑后部头发。使用梳子,除去落发。温水冲洗头发,直至冲净。

(7)洗发后,解下颈部毛巾,擦去头发水分,一手托患者头,一手撤去马蹄形卷或洗头车。取下眼部的眼罩或纱布和耳内的棉球。用毛巾包好头发,擦干面部。

(8)协助患者卧于床正中,将枕头移至头部。

(9)解下包头毛巾,擦干头发,用电吹风吹干头发,用梳子梳理整齐成形。

(10)协助患者取舒适卧位,整理床单位和用物。

(11)快速手消毒剂消毒双手,推车回治疗室,按医疗废物分类处理原则处理用物。

(12)洗手,记录执行时间和护理效果。

五、注意事项

(1)护士在为患者洗头时,应运用人体力学原理,身体尽量靠近床边,保持良好姿势,避免疲劳。

(2)洗头过程中,应注意观察患者病情变化,如面色、脉搏和呼吸的改变,如有异常情况,应停止操作。

(3)病情危重和极度衰弱患者不宜洗发。

(4)洗发时间不宜过久,避免引起患者头部充血或疲劳不适。

(5)操作过程中注意控制室温为(24±2)℃,水温为43~45℃,避免打湿衣物和床铺,防止患者着凉。

(6)操作过程中注意保持患者舒适体位,保护伤口和各种管路,防止水流入耳和眼。

(7)洗头车注意事项:为避免交叉感染,每次使用后要清洗洗头盆,并把污水箱内污水排出,彻底清洗。洗头前,注意水箱实际水位,避免干烧发生意外。

洗头前,注意水箱实际温度,避免烫伤患者。洗头车不用时,应将水箱内的水放出。

第三节　床　上　擦　浴

一、目的

(1)去除皮肤污垢,保持皮肤清洁,使患者舒适。

(2)促进皮肤血液循环,增强其排泄功能,预防感染和压疮等并发症。

(3)活动肢体,防止肌肉萎缩和关节僵硬等并发症。

(4)观察患者的一般情况,满足其身心需要。

(5)观察患者全身皮肤有无异常,为临床诊治提供依据。

二、评估

(一)评估患者

(1)双人核对医嘱。

(2)核对患者床号、姓名、病历号和腕带(请患者自己说出床号和姓名)。

(3)评估患者的病情、治疗情况、心理和意识状态、合作程度。

(4)评估患者肢体肌力和关节活动度、皮肤感觉、清洁度,皮肤有无异常改变。

(5)评估患者对保持皮肤清洁、健康相关知识的了解程度和要求等。

(6)向患者解释操作目的、方法,注意事项和指导患者配合。

(二)评估环境

安静整洁,宽敞明亮,必要时遮挡。

三、操作前准备

(一)人员准备

仪表整洁,符合要求。洗手,戴口罩。

(二)物品准备

治疗车上层放置患者自备物品(脸盆、毛巾、浴巾、浴皂、梳子)、护肤用品(润肤乳、爽身粉)、按摩油或膏、清洁衣裤、被服、快速手消毒剂、水桶内盛 50～52 ℃ 热水,以上物品符合要求,均在有效期内。治疗车下层放置医疗废物桶、生活垃圾桶。必要时备屏风、便器。

(三)环境准备

调节室温(24±2)℃,关闭门窗,遮挡隔帘或屏风。

四、操作程序

(一)核对患者信息

携用物推车至患者床旁,核对床号、姓名、病历号和腕带(请患者自己说出床号和姓名)。

(二)保护患者隐私

关闭门窗,遮挡隔帘或屏风,按需给予便器。

(三)调整患者体位

协助患者移近护士,取舒适卧位。

(四)准备热水

将脸盆中倒入热水约 2/3 满,水温保持 45～50 ℃。

(五)调整床铺

根据病情放平床头和床尾支架,松开床尾盖被。

(六)擦洗面部和颈部

(1)将浴巾围在颈下,并将微湿的毛巾包于护士右手上,左手扶托患者头顶部,为患者洗脸和颈部。

(2)擦洗患者眼部,由内眦至外眦,并及时擦干。

(3)询问患者面部擦洗是否使用香皂。按顺序洗净并擦干前额、面颊、鼻翼、耳后、下颌直至颈部。

(七)擦洗上肢和手

(1)将浴巾铺于擦洗部位下方。为患者脱去上衣,先脱近侧,后脱远侧。如有肢体外伤或活动障碍,应先脱健侧,后脱患侧。

(2)将毛巾涂好香皂,擦洗患者上肢,直至腋窝,再用清水擦净,并用浴巾擦干。先洗对侧再洗近侧,注意洗净腋窝等皮肤褶皱处。

(3)协助患者将手浸于脸盆中,洗净并擦干。根据情况修剪指甲。

（八）擦洗胸、腹部

（1）根据需要换水。

（2）擦洗患者胸部乳房应环形用力，女患者注意乳房下皮肤褶皱处的清洁。

（3）擦洗腹部时，应以脐为中心，顺结肠走向擦洗，注意脐部和腹股沟皮肤褶皱处的清洁。

（4）擦洗过程中将浴巾盖于患者身上，保护隐私并避免着凉。

（九）擦洗背部

（1）协助患者取侧卧位，背向护士。

（2）依次擦洗后颈部、背部和腰臀部。擦洗后进行背部按摩。

（3）协助患者穿好清洁上衣。先穿对侧，后穿近侧。如有肢体外伤或活动障碍，应先穿患侧，后穿健侧。

（十）擦洗下肢、足部和会阴部

（1）根据需要换水。

（2）协助患者取平卧位。

（3）协助患者脱去裤子，将浴巾盖于患者下身。

（4）依次擦洗踝部、膝关节、股部，洗净后彻底擦干。

（5）洗净并擦干会阴部。

（6）协助患者将足置于盆内，浸泡后擦洗并擦干。根据情况修剪趾甲。

（7）协助患者穿好清洁裤子。

（十一）皮肤护理

协助患者涂抹润肤乳或爽身粉。骨隆凸处用按摩油或膏按摩。

（十二）浴后整理

协助患者取舒适卧位，为患者梳头。观察患者沐浴后反应。整理用物，归还原处。

（十三）消毒

快速手消毒剂消毒双手，推车回治疗室，按医疗废物分类处理原则处理用物。

（十四）记录

洗手，书写护理记录，记录沐浴时间、患者反应等。

五、注意事项

(1)饭后不宜立即擦浴,热水会刺激皮肤血管扩张,使消化系统血流减少,影响消化器官正常功能。

(2)擦浴时控制室温,注意保暖,保护隐私,尽量减少暴露。

(3)根据水温和擦洗部位,及时更换或添加热水。

(4)擦浴时动作敏捷、轻柔,减少翻动次数。通常于15～30分钟完成擦浴。

(5)擦浴时注意与患者沟通,随时观察病情变化和皮肤情况,若出现寒战、面色苍白、脉搏细速等情况时,应立即停止擦浴,给予相应处理。

(6)擦浴过程中,注意遵循节力原则。

(7)擦浴过程中,保护伤口和管路,避免伤口受压、管路打折或脱出。

第四节 协 助 沐 浴

一、目的

(1)去除皮肤污垢,保持皮肤清洁,使患者舒适。

(2)促进皮肤血液循环,增强其排泄功能,预防感染和压疮等并发症。

(3)观察患者全身皮肤有无异常,为临床诊治提供依据。

二、评估

(一)评估患者

(1)双人核对医嘱。

(2)核对患者床号、姓名、病历号和腕带(请患者自己说出床号和姓名)。

(3)评估患者病情、意识和心理状态、自理能力、合作程度。

(4)评估患者肢体肌力和关节活动度、皮肤感觉、清洁度,皮肤有无异常改变。

(5)评估患者对保持皮肤清洁、健康相关知识的了解程度和要求等。

(6)向患者解释操作的目的、方法、注意事项和指导患者配合。

(二)评估环境

安静整洁,宽敞明亮,必要时遮挡。

三、操作前准备

(一)人员准备

仪表整洁,符合要求。洗手,戴口罩。

(二)物品准备

治疗车上层放置毛巾、浴巾、浴液、洗发液、清洁衣裤、拖鞋、快速手消毒剂,以上物品符合要求,均在有效期内。治疗车下层放置医疗废物桶、生活垃圾桶。

(三)环境准备

调节室温至(24 ± 2)℃,水温保持在$40\sim45$ ℃。

四、操作程序

(1)携用物推车至患者床旁,核对床号、姓名、病历号和腕带(请患者自己说出床号和姓名)。

(2)协助患者将洗浴用具放于浴盆或浴室内易取处,并放置防滑垫。

(3)协助患者进入浴室,嘱其穿好防滑拖鞋,协助其脱衣裤。

(4)指导患者调节冷、热水开关和使用浴室呼叫器,不反锁浴室门。

(5)扶持患者进入浴盆。

(6)沐浴后协助患者移出浴盆或浴室,用浴巾帮其擦干皮肤,穿清洁衣裤。

(7)协助患者回病床,取舒适卧位,观察患者沐浴后反应。

(8)将洗浴用具归还原处,清洁浴室。

(9)快速手消毒剂消毒双手后推车回治疗室,按医疗废物分类处理原则处理用物。

(10)洗手,书写护理记录,记录沐浴时间、患者反应等。

五、注意事项

(1)沐浴应在进食1小时后进行,以免影响消化功能。

(2)妊娠7个月以上孕妇不宜盆浴,衰弱、创伤和心脏病需卧床休息的患者,均不宜盆浴和淋浴。

(3)注意室温和水温的调节,防止患者受凉或烫伤。

(4)浴室内应配备防跌倒设施(防滑垫、浴凳、扶手等)。

(5)向患者解释呼叫器的使用方法,嘱患者如在沐浴过程中感到不适应立即呼叫请求帮助。

（6）沐浴时不应用湿手接触电源开关，不要反锁浴室门。

（7）沐浴时入浴时间不可过久，防止发生晕厥、跌倒等意外。

（8）若遇患者发生晕厥，应迅速到位进行救治和护理。

第五节 会 阴 冲 洗

一、目的

清洁会阴，预防感染。

二、评估

（一）评估患者

（1）双人核对医嘱。

（2）核对患者床号、姓名、病历号和腕带（请患者自己说出床号和姓名）。

（3）患者会阴部情况，患者合作程度。

（二）评估环境

安静整洁，宽敞明亮，温度适宜，30分钟内无打扫。

三、操作前准备

（一）人员准备

仪表整洁，符合要求。洗手，戴口罩。

（二）物品准备

治疗车上层放置0.25‰碘伏溶液、盛有39～41℃温水的冲洗壶，无菌冲洗盘（无菌弯盘2个、无菌棉球4个、无菌镊子2把、纱布若干），检查垫，快速手消毒剂。以上物品符合要求，均在有效期内。治疗车下层放置医疗废物桶、生活垃圾桶。患者自备便盆。

四、操作程序

（1）解释操作目的，保护患者隐私，消除紧张，取得患者合作。

（2）嘱患者排空膀胱，取屈膝仰卧位，床上垫检查垫，协助患者脱去一侧裤腿,两腿分开,暴露会阴,臀下垫便盆。

(3)快速手消毒剂消毒双手。

(4)打开无菌冲洗盘,将 2 个弯盘分开,一个弯盘中放 1 把镊子、3 个棉球,另一个弯盘中放纱布、1 个棉球和 1 把镊子。

(5)左手持用盛 39～41 ℃温水的冲洗壶,嘱患者鼓起腹部,冲阴阜。

(6)右手持第一把镊子分别夹取 3 个棉球,边冲边擦,顺序为对侧腹股沟、大小阴唇至近侧腹股沟、大小阴唇至阴蒂、尿道口、阴道口、肛门。用过的棉球置于便盆内。

(7)将第一把镊子和空弯盘置于治疗车下层。

(8)左手持 0.25％碘伏溶液,右手持第二把镊子夹取最后一个棉球,分开左右小阴唇,用碘伏冲洗,用过的棉球置便盆内。

(9)夹取无菌纱布将腹股沟和臀部的液体擦干,将弯盘和镊子放至治疗车下层。

(10)撤除便盆和检查垫。

(11)快速手消毒剂消毒双手。

(12)推车回治疗室,整理用物。

五、注意事项

(1)注意保暖,注意保护患者隐私。

(2)操作过程中要按顺序,不可反复擦拭,如果未擦干净可更换新棉球增加擦洗次数。

(3)操作时动作轻柔,避免或减轻患者的不适。

(4)冲洗时避免浸湿患者的衣服。

第六节 变换卧位

一、目的

(1)协助患者在床上翻身。

(2)预防压疮,增加患者舒适感。

二、评估

(一)评估患者

(1)双人核对医嘱。

(2)核对患者床号、姓名、病历号和腕带(请患者自己说出床号和姓名)。

(3)评估患者病情、意识状态、皮肤情况、活动耐力和配合程度。

(4)评估患者自理能力,有无导管、牵引、夹板固定,身体有无移动障碍。

(5)评估患者体位是否舒适,了解肢体和各关节是否处于合理的位置。

(6)翻身或体位改变后,检查各导管是否扭曲、受压、牵拉。

(二)评估环境

关门窗,必要时使用屏风遮挡,病室温度适宜。

三、操作前准备

(一)人员准备

仪表整洁,符合要求。洗手,戴口罩。

(二)物品准备

治疗车上层放置软枕 2 个,快速手消毒剂。以上物品符合要求,均在有效期内。治疗车下层放置医疗废物桶、生活垃圾桶。

四、操作程序

(一)协助患者翻身

(1)检查并确认病床处于固定状态。

(2)妥善安置各种管路,翻身后检查管路是否通畅,根据需要为患者叩背。

(3)检查并安置患者肢体,使各关节处于舒适的位置。

(4)轴线翻身时,保持整个脊柱平直,翻身角度不可超过 60°,有颈椎损伤时,勿扭曲或旋转患者头部,保护颈部。

(5)记录翻身时间。

(二)协助患者体位转换

(1)卧位到坐位的转换:长期卧位患者注意循序渐进,先半坐卧位,再逐步改为坐位。

(2)协助患者从床尾移向床头:根据患者病情放平床头,将枕头横立于床头,向床头移动患者。

(三)床过轮椅的步骤

(1)轮椅锁紧,放置在患者患侧,约45°。

(2)患者坐在床边,双足着地,相距约20 cm,双手在双膝上,交叠放在身前。

(3)协助者站在患者面前,双膝挟住患者双膝。

(4)协助者双手从患者腋下穿过,托住患者肩胛骨。

(5)过轮椅时协助患者将身体向前弯,然后站起,并将患者转至背部向着轮椅(协助者应保持背部挺直)。

(6)轮椅位置正确时便可将患者缓缓放下,放下时患者身体也要向前弯。

五、注意事项

(1)注意各种体位转换间患者的安全,保护管路。

(2)注意体位转换后患者是否舒适;观察病情、生命体征的变化,记录体位维持时间。

(3)协助患者体位转换时,不可拖拉,注意节力。

(4)被动体位患者翻身后,应使用辅助用具支撑体位保持稳定,确保肢体和关节处于功能位。

(5)注意各种体位受压处的皮肤情况,做好预防压疮的护理。

(6)颅脑手术后,不可剧烈翻转头部,应取健侧卧位或平卧位。

(7)颈椎或颅骨牵引患者,翻身时不可放松牵引。

(8)石膏固定和伤口较大患者翻身后应使用软垫支撑,防止局部受压。

第七节　保护性约束

一、目的

(1)预防患者伤害自己或他人。

(2)预防意识不清、躁动不安的患者跌倒或坠床,维护患者安全。

(3)限制躁动、无法合作患者的活动,防止患者自拔管路或移除敷料。

二、评估

(一)评估患者

(1)核对患者床号、姓名、病历号和腕带(请患者说出自己的床号和姓名)。

(2)评估患者的病情、意识状态、肢体活动度,评估患者约束部位皮肤的色泽、温度、完整性,评估患者的理解程度等。

(3)告知患者和家属约束的必要性,保护具的使用目的、作用和使用方法,取得配合。

(4)必要时需协同家属签署约束知情同意书,取得家属配合。

(二)评估环境

安静整洁,宽敞明亮,温度适宜。

三、操作前准备

(一)人员准备

仪表整洁,符合要求。洗手,戴口罩。

(二)物品准备

治疗车上层放置约束用具 1 套(约束带、约束衣、大单)以及保护用具(棉垫)。

四、操作程序

(一)肢体约束法

暴露患者腕部或踝部;用棉垫包裹腕部或者踝部;将保护带打成双套结套在棉垫外,稍拉紧,使之不松脱;将保护带系于两侧床沿;为患者盖好盖被,整理床单位和用物。

(二)肩部约束法

暴露患者双肩;将患者双侧腋下垫棉垫;将保护带置于患者双肩下,双侧分别穿过患者腋下,在背部交叉后分别固定于床头;为患者盖好盖被,整理床单位和用物。

(三)全身约束法

全身约束法多用于患儿的约束。具体方法:将大单折成自患儿肩部至踝部的长度,将患儿放于中间;用靠近护士一侧的大单紧紧包裹同侧患儿的手足至对侧,自患儿腋窝下掖于身下,再将大单的另一侧包裹手臂和身体后,紧掖于靠护士一侧身下;如患儿过分活动,可用绷带系好。

五、注意事项

(1)实施约束时,使患者肢体处于功能位,约束带松紧适宜,以能伸进1～2指为原则。

(2)在约束过程中护理人员应每隔15～30分钟观察约束部位末梢循环情况和约束带的松紧程度,定时更换约束肢体。同时与患者交谈,理解其感受和需要,同时给予心理支持,以减少焦虑和不安。

(3)保护性约束属制动措施,使用时间不宜过长,病情稳定或者治疗结束后,应及时解除约束。需较长时间约束者,每2小时松解约束带1次并活动肢体,并协助患者翻身。

(4)准确记录并交接班,包括约束的原因、时间、约束带的数目、约束部位、约束部位皮肤状况、解除约束时间等。

(5)执行约束前须有医嘱,且向患者或家属解释约束的目的、原因和注意事项,以减少患者焦虑。

(6)评估患者是否有继续执行约束的必要性,与医师进行讨论,并记录在护理记录单上。

(7)约束带固定于床上的结头要隐蔽,以患者看不到、摸不到为宜。

(8)约束带定期清洗消毒,保持清洁。

第八节　平车运送

一、目的

运送不能起床的患者进行特殊检查和治疗。

二、评估

(一)评估患者

(1)评估患者的体质量、意识状态。

(2)评估患者病情与躯体活动能力、损伤的部位和理解合作程度。

(二)评估环境

关门窗或屏风遮挡,室内温度适宜。

三、操作前准备

(一)人员准备

仪表整洁,符合要求。

(二)物品准备

适宜的平车型号,平车的车轮、车面、制动闸等各部件性能都处于完好备用状态。

四、操作程序

(一)挪动法

挪动法适用于能在床上配合的患者。

(1)将平车推至患者床旁,移开床旁桌、床旁椅,松开盖被。

(2)将平车推至床旁与床平行。大轮靠近床头,将制动闸制动。

(3)协助患者将上身、臀部、下肢依次向平车移动。

(4)协助患者在平车上躺好,用被单或盖被包裹患者,先足部,再两侧。

(二)一人搬运法

一人搬运法适用于上肢活动自如,体质量较轻的患者。

(1)推平车至患者床旁,大轮端靠近床尾,使平车与床成钝角,用制动闸制动。

(2)松开盖被,协助患者穿好衣服。

(3)搬运者一臂伸入患者臀下;患者双臂过搬运者肩部,双手交叉于搬运者颈后;搬运者抱起患者,稳步移动将患者放于平车中央,盖好盖被。

(三)二人搬运法

适用于不能活动,体质量较重的患者。

(1)同一人搬运法步骤(1)~(2)。

(2)搬运者甲、乙二人站在患者同侧床旁,协助患者将上肢交叉于胸前。

(3)搬运者甲一手伸至患者头、颈、肩下方,另一手伸至患者腰部下方;搬运者乙一手伸至患者臀部下方,另一只手伸至患者膝部下方,双人同时抬起患者至近侧床沿,再同时抬起患者稳步向平车处移动,将患者放于平车中央,盖好盖被。

(四)三人搬运法

三人搬运法适用于不能活动,体质量超重的患者。

(1)同一人搬运法步骤(1)~(2)。

(2)搬运者甲、乙、丙三人站在患者同侧床旁,协助患者将上肢交叉于胸前。

(3)搬运者甲双手托住患者头、颈、肩和胸部;搬运者乙双手托住患者背、腰和臀部;搬运者丙双手托住患者膝部和双足,三人同时抬起患者至近侧床沿,再同时抬起患者稳步向平车处移动,将患者放于平车中央,盖好盖被。

(五)四人搬运法

四人搬运法适用于颈椎、腰椎骨折和病情较重的患者。

(1)移开床旁桌椅,在患者身下铺一中单或大单。将平车与病床纵向紧靠在一起。

(2)搬运者甲、乙分别站在床头和床尾,搬运者丙、丁分别站在病床和平车的一侧。

(3)将中单放于患者腰、臀部下方。

(4)搬运者甲抬起患者床头、颈、肩,搬运者乙抬起患者双足,搬运者丙、丁分别抓住中单四角,四人同时抬起患者向平车处移动,将患者放于平车中央,盖好盖被。

(六)床转平车方法

同医用过床易使用规范。

五、注意事项

(1)搬运前安置好患者身上的各种管路。

(2)搬运过程中护士注意节力,搬运时尽量请患者身体靠近搬运者,使重力线通过支撑面保持平衡,缩短重力臂,达到节力的目的。搬运时动作轻稳、协调一致,保证患者安全舒适。

(3)告知周围人员注意安全,放下床档,以免夹手或误伤。

(4)使用前注意平车的型号是否适宜,平车的车轮、车面、制动闸等各部件性能是否处于完好备用状态。

(5)在运输患者过程中注意保护患者外露肢体,防止外伤发生。

第九节 医用过床易使用

一、目的

通过过床易与过床易外套之间的摩擦滑动而使过床易外套循环滚动,减轻护士的劳动强度,避免患者在床与床之间搬运过程中产生不必要的损伤,提高护理质量。

二、评估

(一)评估患者

(1)评估患者意识情况,能否配合。

(2)观察患者背部皮肤情况,是否有开放性伤口。

(3)观察患者患肢情况。

(二)评估环境

空间开阔,光线充足,保护隐私。

三、操作前准备

(一)人员准备

仪表整洁,符合要求。

(二)物品准备

医用过床易处于完好备用状态。

四、操作程序

(1)推平车至患者床旁,将平车紧贴病床,并将高度调节至与病床同一高度,将平车锁定。

(2)在病床与医用过床易的两侧各站1名护士,病床侧护士两手分别扶持患者的肩部和臀部,将患者面向护士缓慢侧翻超过30°。

(3)平车侧的护士将过床易滑入患者身体下方1/3或1/2处。

(4)病床侧的护士托住患者肩部和臀部用力慢慢将患者向对侧护士推送。

(5)病床侧护士将患者推向平车侧,平车侧护士扶住保护患者。

(6)当患者完全过床到平车上时,平车侧的护士保护患者,另一人将医用过床易取出。

(7)监测患者生命体征是否平稳,皮肤是否完整,有无意外擦伤发生。

五、注意事项

(1)护理人员应在熟练掌握医用过床易使用方法的基础上,再行使用。

(2)过床时应保证病床、平车或手术台、检查台的锁定状态,避免在过床时发生移位。床和平车之间不能有较宽的缝隙,其距离不能超过15 cm。

(3)操作时避免动作粗暴,过床易位置准确,避免拉拽等不良护理操作,减少剪切力与摩擦力,以免发生意外。

(4)对于颈椎或腰椎损伤、骨盆骨折、四肢骨折和其他危重患者,搬运时应保持肢体轴线水平,防止加重损伤。

(5)当患者带有静脉通路时,应先关闭,在过床的过程中有专人负责转移,安置好患者后,注意检查输液是否通畅,确保通畅后,置于床头输液架上。

(6)当患者带有各种管路时,在过床过程中注意妥善固定,过床后,逐一检查各管路是否通畅,确保通畅后,妥善固定于患者的床单位。

(7)注意保护患者安全、舒适并注意保暖。

第四章

内科常见病护理

第一节　急性冠脉综合征

急性冠脉综合征(acute coronary syndrome，ACS)指冠心病中急性发病的临床类型，包括不稳定型心绞痛(unstable angina，UA)、非 ST 段抬高型心肌梗死(non-ST segment elevation myocardial infarction，NSTEMI)和 ST 段抬高型心肌梗死(ST segment elevation myocardial infarction，STEMI)。前两者合称为非 ST 段抬高型 ACS，约占 3/4，后者称为 ST 段抬高型 ACS，约占 1/4。ACS 有共同的病理生理机制，视心肌缺血程度、范围和侧支循环形成速度的不同，临床表现也不同。主要临床表现为持久而剧烈的胸痛、心电图进行性改变和血清心肌酶的增高，常有心律失常、心力衰竭和/或休克甚至猝死。需要指出的是，ACS 是由危险程度和预后不同的一系列不同临床表现组成的，也可能是疾病进展的不同阶段，其中 UA 和 NSTEMI 若未及时治疗，可能进展成 STEMI。

一、病因

ACS 是在冠状动脉粥样硬化的基础上，由于斑块溃疡、破裂、脱落及血栓形成等冠脉自身因素以及夹层、经皮冠状动脉介入治疗(percutaneous coronary intervention，PCI)等非冠状动脉粥样硬化因素，导致冠状动脉血流量不能满足心肌代谢的需要，从而引起的心肌急剧性缺血缺氧。

冠状动脉粥样硬化发展过程可分为四期。①无症状期：从较早的病理变化开始到动脉粥样硬化形成，但尚无器官或组织受累的临床表现。②缺血期：因血管狭窄、器官缺血而产生相应症状。③坏死期：因血管内血栓形成或管腔闭塞而产生器官组织坏死相应症状。④硬化期：长期缺血，器官组织硬化(纤维化)和萎缩而引起相应症状。

二、病理生理

ACS 具有共同的病理生理基础,即由动脉粥样硬化斑块(主要是不稳定斑块)破裂导致血栓形成,进而引起冠状动脉部分或完全阻塞,病变血管供应的心肌受损情况取决于冠状动脉阻塞的时间与程度及侧支循环情况。阻塞时间短,未发生心肌坏死,心电图呈一过性缺血改变,临床诊断为 UA;阻塞时间长,发生心肌坏死并伴有心肌标志物升高,心电图呈持续性缺血改变,临床诊断为 NSTEMI,若伴有 ST 段抬高则临床诊断为 STEMI。患者在发作前,常常有心率增快、血压升高,心肌处于相对缺血缺氧状态。发作时则伴有心肌收缩力和收缩速度下降、整体收缩不协调、局部心室壁收缩减弱,心搏量减少,射血分数减低。ACS 严重程度与梗死部位、范围和程度密切相关。大面积心肌梗死可发生急性肺水肿或心源性休克。在心肌梗死发生后数周,会出现舒张末期容积的增加、梗死扩展及心室扩大等。

不稳定斑块的特点:①细胞外脂质核体积大;②纤维帽薄而不均匀,胶原含量和平滑肌细胞数量减少,局部有慢性炎性细胞浸润;③斑块内膜表面可有不同程度的糜烂、剥脱、裂缝和溃疡。

稳定斑块特点:①细胞外脂质核体积相对较小;②纤维帽厚而均匀,局部有较多的胶原成分和平滑肌细胞,而巨噬细胞较少。

不稳定斑块容易引起严重的不良心血管事件,其发生概率远高于稳定斑块。

三、临床表现

ACS 多发于冬春季节,大部分患者发病前存在剧烈运动、情绪激动、饱食等明确的诱因,但也有部分患者无明确诱因,于静息状态下或夜间发生。

(一)局部症状

ACS 患者通常表现为胸痛、胸闷,伴或不伴心悸、烦躁、出汗、濒死感等;不典型表现包括牙痛、咽部不适、呼吸困难等。重症者可出现急性心力衰竭和休克等。老年人、心功能不全和糖尿病患者的临床表现常不典型。

(二)全身症状

病情重的 ACS 患者除了局部症状外,还伴有发热(多为低热)、心动过速,恶心、呕吐、上腹胀痛,以及低血压、休克等全身症状,急性心肌梗死患者的全身症状相对较多见且程度较重。

(三)体征

大多数 ACS 患者无特异性体征,部分患者可出现面色苍白、皮肤湿冷、颈静脉怒张、心脏杂音等非特异性体征。

四、辅助检查

(一)心电图

发病时的心电图与正常状态下对比,可提高诊断的准确率。

1.UA 和 NSTEMI

UA 和 NSTEMI 多表现为 2 个及以上相邻导联 ST 段下移≥0.1 mV,伴 ST-T 动态改变。

2.STEMI

ST 段抬高呈弓背向上型,T 波倒置,可伴病理性 Q 波形成。

(二)心肌标志物

1.肌钙蛋白 I 或肌钙蛋白 T

肌钙蛋白因其高度的敏感性和特异性成为首选的心肌标志物。肌钙蛋白 I 于心肌梗死后 4～6 小时开始升高,11～24 小时达高峰,约 1 周后降至正常;肌钙蛋白 T 于心肌梗死后 3～4 小时开始升高,24～48 小时达高峰,10～14 天降至正常。胸痛发作 6 小时以内检测结果阴性的患者,需在 6～12 小时后再次检测。

肌钙蛋白:肌钙蛋白由 T、C、I 3 个亚基构成,和原肌球蛋白一起,调节钙离子对横纹肌动蛋白 ATP 酶的活性,进而调节肌动蛋白和肌球蛋白相互作用。当心肌损伤后,心肌肌钙蛋白复合物释放到血液中,4～6 小时后,开始在血液中升高,升高的肌钙蛋白 I 能在血液中保持很长时间(6～10 天)。肌钙蛋白 I 具有高度心肌特异性和灵敏度,所以肌钙蛋白 I 已成为目前最理想的心肌坏死标志物之一。

2.肌酸激酶同工酶(CK-MB)

CK-MB 于心肌梗死后 4～6 小时内开始升高,16～24 小时达高峰,3～4 天恢复正常。

(三)超声心动图

超声心动图作为常规使用的检查手段,超声心电图可提示室壁节段性运动异常、射血分数减低等,有利于了解心肌缺血区域、发现机械性并发症、评估心脏整体功能、选择治疗策略及判断预后。

(四)冠状动脉造影

冠状动脉造影是在解剖学水平评价冠状动脉病变的影像学"金标准",对于

NSTEMI 高危患者及 STEMI 的早期患者,建议尽早行介入治疗。冠状动脉造影能有效评估冠状动脉病变的有无、严重程度和病变范围,并在此基础上进行介入治疗,也能评价经皮冠状动脉介入治疗和冠状动脉旁路移植术(coronary artery bypass grafting,CABG)的术后效果。对于存在碘或造影剂过敏,严重心、肺、肝、肾功能不全及电解质紊乱的患者应谨慎或禁忌使用。另外,要注意针对假性动脉瘤、动静脉瘘、前臂血肿及血管迷走反应等常见造影剂并发症的预防和处理。

(五)冠状动脉计算机体层血管成像

作为一项无创性检查,冠状动脉计算机体层血管成像(computed tomography angiography,CTA)相对于冠状动脉造影具有操作要求低、费用相对较低,且能在短期内重复检查等优点。另外,冠状动脉 CTA 能显示常规造影不能显示的管壁病变、纤维钙化斑块及密度低的斑块,并能清晰显示起源和解剖异常、造影不成功的冠状动脉。主要适用于症状不典型的胸痛患者,PCI 和 CABG 术后复查患者。碘过敏者为绝对禁忌,严重心、肾功能不全、心律不齐及冠状动脉重度钙化的患者为相对禁忌。

五、护理

(一)一般护理

(1)执行内科一般护理常规。

(2)卧位与休息:UA 和 NSTEMI 患者应住冠心病监护室,患者应立即卧床休息 12~24 小时,给予心电监护。保持环境安静,应尽量对患者进行必要的解释和鼓励,使其能积极配合治疗,解除焦虑和紧张,遵医嘱应用小剂量镇静剂和抗焦虑药物,使患者得到充分休息和减轻心脏负担。病情稳定或血运重建后症状控制,应鼓励早期活动,活动量的增加应循序渐进。下肢做被动运动可防止静脉血栓形成。

(二)饮食护理

在最初 2~3 天饮食应以流质为主,以后随着症状减轻而逐渐增加易消化的半流质食物,宜少量多餐,避免过饱。钠盐和液体的摄入量应根据汗量、尿量、呕吐量及有无心力衰竭而做适当调节。避免浓茶、咖啡及辛辣刺激性食物。戒烟限酒。保持大便通畅,便时避免用力,如便秘可给予缓泻剂。

(三)用药护理

1.抗栓治疗

抗栓治疗可预防冠状动脉内进一步血栓形成,促进内源性纤溶蛋白活性溶解血栓和减少冠状动脉狭窄程度,从而可减少事件进展的风险和预防冠状动脉完全阻塞。抗栓治疗包括抗血小板和抗凝两部分。在给予抗血小板治疗时应遵医嘱给予阿司匹林,用药前应首先获取完整的病史和用药史,严重的肝脏、肾脏疾病患者应慎用。阿司匹林通过抑制血小板环氧化酶,可降低 ACS 患者的短期和长期病死率。若无禁忌证,所有 ACS 患者应尽早接受阿司匹林治疗,起始负荷剂量为 300 mg,以后改用长期服用小剂量 75~100 mg/d 维持。用药期间注意观察患者有无胃肠道反应和上消化道出血等主要不良反应。对阿司匹林不能耐受的患者,氯吡格雷可替代阿司匹林作为长期的抗血小板治疗。抗凝治疗常用的抗凝药包括普通肝素、低分子肝素和比伐卢定等。肝素应用期间应监测血小板计数以早期检出肝素诱导的血小板减少症。

2.硝酸酯类药物

心绞痛发作时给予患者舌下含服硝酸甘油,用药后注意观察患者胸痛变化情况,如服药后 3~5 分钟仍不缓解可重复使用,每 5 分钟一次,连续 3 次仍未能缓解者,应考虑 ACS 的可能,及时通知医师。对有持续性胸部不适、高血压、急性左心衰竭的患者,应遵医嘱给予硝酸酯类药物静脉滴注,有利于控制心肌缺血的发作,用药期间应观察患者有无症状缓解,监测血压变化,使平均压降低 10%,但收缩压不低于 12.0 kPa(90 mmHg)。控制滴速,并告知患者及家属不可擅自调节滴速,防止发生低血压。部分患者用药后出现面部潮红、头部胀痛、头晕、心动过速等不适,应告知患者是由于药物所产生的血管扩张作用导致,以解除顾虑。

3.镇痛剂

如硝酸酯类药物不能使疼痛迅速缓解,应遵医嘱立即给予吗啡,以减轻患者交感神经过度兴奋和濒死感。有使用吗啡禁忌证(低血压和既往过敏史)者,可遵医嘱使用哌替啶替代。用药期间应注意观察患者低血压和呼吸抑制的不良反应。如出现低血压,应协助患者平卧,遵医嘱给予静脉滴注 0.9%氯化钠溶液维持血压;如出现呼吸抑制,应遵医嘱给予纳洛酮 0.4~0.8 mg。

(四)并发症护理

1.心力衰竭

心力衰竭主要是急性左心衰竭,可在起病最初几天内发生,或在疼痛、休克好转阶段出现,为梗死后心脏收缩力显著减弱或不协调所致,发生率为 32%～48%。观察患者是否出现呼吸困难、咳嗽、发绀、烦躁等症状,严重者可发生肺水肿,随后可发生颈静脉怒张、肝大、水肿等右心衰竭表现。右心室心肌梗死患者开始即出现右心衰竭表现,伴血压下降。

2.猝死

急性期严密观察心电监护的变化,及时发现心律失常的发生。当出现频发、多源、成对时,立即通知医师,遵医嘱使用利多卡因或胺碘酮等药物处理,警惕心室颤动或心脏骤停、心脏性猝死的发生。心肌梗死患者在溶栓治疗后 24 小时内易发生再灌注性心律失常,特别是在溶栓治疗即刻至溶栓后 2 小时内应设专人床旁心电监护。监测电解质和酸碱平衡状况,当发生电解质紊乱和酸碱平衡失调时更容易并发心律失常。准备好急救药物和抢救设备,除颤仪应随时处于备用状态,当发生心室颤动时,应立即进行非同步直流电除颤,并立即进行心肺复苏。

(五)病情观察

(1)评估患者疼痛的部位、性质、持续时间、伴随症状及症状有无减轻或消失。UA 和 NSTEMI 胸部不适的部位及性质与典型的稳定性心绞痛相似,但通常程度更重,持续时间更长,可达 30 分钟,胸痛可在休息时发生。疼痛的特点如下。

部位:主要在胸骨体上段或中下段之后,可波及心前区,有手掌大小范围,甚至横贯前胸,界限不很清楚。常放射至左肩、左臂内侧达无名指和小指,或至颈、咽或下颌部。

性质:胸痛常为压迫、发闷或紧缩感,也可有烧灼感,但不尖锐,不像针刺或刀扎样痛,偶伴濒死的恐惧感。发作时,患者往往不自觉地停止活动,而原来可以缓解心绞痛的措施此时变得无效或不完全有效。老年、女性、糖尿病患者症状可不典型。

(2)给予心电监护,严密监测心率、心律、血压、呼吸、血氧饱和度的变化,有明确低氧血症(动脉血氧饱和度低于 92%)或存在左心衰竭时给予吸氧,氧流量 2～5 L/min。

(3)连续监测心电图以发现缺血和心律失常。观察心电图是否有心肌梗死的特征性、动态性变化,对下壁心肌梗死者应加做右胸导联,判断有无右心室梗死。

(4)右心室心肌梗死患者通常表现为下壁心肌梗死伴休克或低血压而无左

心衰竭的表现。应在血流动力学监测下静脉输液,直到低血压得到纠正,如肺楔压达 2.0 kPa(15 mmHg),应及时通知医师,遵医嘱停止输液。如低血压未能纠正,可遵医嘱应用正性肌力药物。不能用硝酸酯类药物和利尿剂,它们可降低前负荷,引起严重低血压。伴有房室传导阻滞时,可予以临时起搏。

(六)健康指导

1.改变生活方式

指导患者合理膳食、控制体质量、适当运动、戒烟、减轻精神压力,避免诱发因素,告知患者及家属过度劳累、情绪激动、饱餐、寒冷刺激等都是心绞痛发作的诱因,应注意尽量避免。

2.病情自我监测指导

教会患者及家属心绞痛发作时的缓解方法,如停止活动,舌下含服硝酸甘油,胸痛发作频繁、程度较重、时间较长,服用硝酸酯制剂疗效较差时,应及时就医。

3.用药指导

指导患者遵医嘱服药,告知药物的作用和不良反应,并教会患者自测脉搏,硝酸甘油的使用及保存方法等。

4.康复指导

建议患者出院后在医师指导下进行心脏康复训练,循序渐进,逐步改善心脏功能。

5.照顾者指导

心肌梗死是心脏性猝死的高危因素,应教会家属心肺复苏的基本技术。

第二节　心　肌　病

心肌病是由遗传、感染等不同原因引起的以心肌结构及功能异常为主的一组心肌疾病。原发性心肌病分为 5 种类型,即扩张型心肌病、肥厚型心肌病、致心律失常型右心室心肌病、限制型心肌病和未定型心肌病,临床上以扩张型心肌病最为常见。

一、病因

病因可能与遗传、病毒感染、自身免疫反应、药物中毒和代谢异常等有关。临床表现为心脏增大,急性或慢性心功能不全为主要特征。

二、临床表现

患者首发症状通常是活动后气促以及易于疲乏、水肿等心力衰竭的表现。

三、治疗

治疗主要以排除病因,控制心力衰竭、心律失常,预防栓塞、猝死为主,也可考虑采取外科心脏移植手术。

四、护理

(一)一般护理

(1)执行一般内科护理常规。

(2)卧位与休息:无明显症状者,可从事轻体力工作,避免剧烈活动,以不引起症状为度,如有心力衰竭、严重心律失常及阵发性晕厥症状,应绝对卧床休息。心力衰竭急性加重期间,协助坐位或半坐位,以减少回心血量,定期更换体位,增加舒适度,预防压疮形成。

(二)饮食护理

给予高蛋白、高维生素、高纤维、易消化饮食。高热者给予营养丰富流质或半流质饮食,心力衰竭时给予低盐饮食,每餐不宜过饱,以免增加心脏负担。记录出入量,保持大便通畅。

(三)用药护理

(1)遵医嘱给予强心、利尿、抗心律失常药、抗凝剂、β受体拮抗剂、血管紧张素转化酶抑制剂(angiotensin converting enzyme inhibitor,ACEI)或血管紧张素Ⅱ受体阻滞剂(angiotensin Ⅱ receptor blocker,ARB)等,严密观察药物不良反应及毒性反应。使用洋地黄制剂,观察有无洋地黄中毒反应。如心率突然显著减慢或加速,由不规则转为规则,或由规则转为有特殊规律的不规则。扩张型心肌病患者对洋地黄较敏感,易中毒,必要时应使用短效制剂;肥厚型心肌病患者在使用硝酸酯类药物时需要注意除外流出道梗阻,以免使用后加重。严格控制输液速度及总量,防止急性肺水肿的发生。

(2)β受体拮抗剂:在有症状的肥厚型心肌病患者中,β受体拮抗剂是首选治疗药物,可控制心室率,降低心肌收缩力,使心室充盈及舒张末容量最大化,改善心肌顺应性。β受体拮抗剂用于扩张型心肌病伴或不伴心力衰竭的治疗,可减轻症状、预防猝死和改善预后。需从小剂量开始,逐步加量,以达到目标剂量。服药后出现心率减慢、乏力、口干、胸闷等,多数能在治疗一段时间后减轻或消失,二度房室传导阻滞、三度房室传导阻滞,心动过缓者忌用;合并支气管哮喘、心源性休克、严重心力衰竭者禁用。

（3）ACEI 或 ARB:ACEI 具有减轻左心室肥厚的作用,对心功能指标有良好改善作用,提高心排血量和运动耐量,并且能够降低肺楔压和外周血管阻力。一般从小剂量开始口服,防止首次应用时发生低血压,逐渐递增,直至达到目标剂量。不良反应主要是刺激性干咳和血管性水肿。高血钾症、双侧肾动脉狭窄而肾功能减退者禁用。血肌酐超过 265.2 μmol/L 的患者需慎用,定期监测血肌酐及血钾水平。对于不能耐受 ACEI 的患者可考虑使用 ARB。

（4）利尿剂:利尿剂能有效改善胸闷、气短和水肿症状。利尿剂应适量使用,从小剂量开始,根据尿量及体质量变化调整剂量。剂量不足出现体液潴留,剂量过大则容量不足。利尿剂长期使用最常见的不良反应是电解质紊乱,特别是引起低血钾或高血钾,导致严重后果,应密切监测。

（四）并发症的护理

1.心力衰竭

扩张型心肌病的患者对洋地黄耐受性差,使用时尤应警惕发生中毒。严格控制输液速度与输液量,以免发生急性肺水肿。

2.疼痛

观察疼痛的部位、性质、程度、持续时间、诱因等,注意胸痛时候的心率、心律、血压、心电图的变化。胸痛发作时协助患者卧床休息,安慰患者,遵医嘱给药。

（五）病情观察

（1）密切观察血压、脉搏、心率、呼吸变化,观察有无发绀、呼吸困难、水肿等情况。

（2）准确记录出入量,限制摄入过多液体,定期测体质量。在利尿剂应用期间,观察患者有无乏力、四肢痉挛等表现,定期复查血电解质,警惕低钾血症的发生。

（3）水肿患者,加强皮肤的护理。

(六)健康指导

(1)保证充足的睡眠休息,根据心功能的分级进行活动,合理安排生活。

(2)有晕厥史者避免单独外出,以免发生意外。

(3)注意防寒保暖,防止上呼吸道感染。

(4)坚持按医嘱服用药物,不可擅自停药或增减剂量。

(5)避免不良刺激的影响,保持心情愉快。

(6)有适应证的患者可咨询医师进行器械辅助治疗或心脏移植。

第三节　垂体功能减退症

垂体功能减退症是由于各种原因导致的垂体激素分泌减少或缺乏所致的临床症候群。继而引起一系列代谢减退的表现,如怕冷、出汗减少、皮肤干燥、表情迟钝、心率减慢、食欲不振、大便干燥及疲乏无力等。目前多采用激素替代治疗,口服给药是替代治疗的最好方式。

一、一般护理

执行内科一般护理常规。

二、饮食护理

(1)指导患者进食高热量、高蛋白、高维生素、清淡、易消化的食物,食物中要富含膳食纤维以促进肠蠕动、预防便秘。

(2)进食时不宜过饱,可少食多餐,但应定时进餐,必要时监测血糖,预防低血糖发生。

三、用药护理

(1)治疗过程中应先补充糖皮质激素,然后再补充甲状腺素。

(2)遵医嘱正确服用激素类药物,服用方法模仿生物分泌节律,剂量随病情变化而调节,应激状态下需适当增加剂量。

(3)同时患有肾上腺皮质功能减低和甲状腺功能减低的患者,治疗上应先补充肾上腺皮质激素,如先补充甲状腺激素,会增加代谢率而加重肾上腺皮质负担,诱发危象。老年人、冠心病、骨密度低的患者服用甲状腺素时,宜从小剂量开始,缓慢递增剂量,同时要监测有无心绞痛、心力衰竭等不良反应。

(4)遵医嘱按时复查激素水平,以便合理用药。

(5)注意观察药物的不良反应。

四、并发症护理

垂体功能减退性危象是垂体功能减退症最严重的并发症,简称垂体危象。主要表现为高热、循环衰竭、休克、恶心、呕吐、头痛、意识不清、谵妄、抽搐、昏迷等严重危险状态。

(一)预防

(1)加强产前检查,积极防止产后大出血。

(2)严密观察垂体瘤手术、放疗的患者,定期复查激素水平。

(3)指导患者保持情绪稳定,注意生活规律,避免过度劳累。

(4)预防外伤和感冒,少到公共场所或人多之处,注意皮肤的清洁卫生,防止发生感染。更换体位时动作应缓慢,以免发生晕厥。

(5)密切观察患者意识状态和生命体征的变化,注意有无低血糖、低血压、低体温等情况。评估患者神经系统体征以及瞳孔大小、对光反射等变化。

(二)紧急处理配合

一旦发生垂体危象,立即报告医师并协助抢救。措施如下:①迅速建立两条静脉通路,补充适当的水分,保证激素类药及时准确使用。②保持呼吸道通畅,给予氧气吸入。③低温者注意保暖,高温患者给予降温处理。④做好口腔护理、皮肤护理,保持排尿通畅,防止尿路感染。

五、病情观察

(1)观察患者皮肤颜色、湿度和弹性,注意有无脱水表现,记录每24小时出入量。

(2)监测血糖、血钠、血钾、血钙等电解质变化;监测心脏变化,注意有无心律失常。

(3)观察患者有无头痛、视野变化、视力变化。

(4)观察患者意识、体质量、睡眠、排便及活动状况。

(5)观察患者有无恶心、呕吐、腹泻等情况并记录。

六、健康指导

(一)运动指导

指导康复期患者适当运动,但要注意安全,避免劳累,保证有充足的休息和睡眠时间。

(二)饮食指导

指导患者进食高热量、高蛋白、高维生素、易消化的食物,少量多餐,以增强机体抵抗力。

(三)用药指导

教会患者认识所服用药物的名称、剂量、用法及不良反应,如肾上腺糖皮质激素过量易致欣快感、失眠;服甲状腺激素应注意心率、心律、体温、体质量变化等。指导患者认识到随意停药的危险性,必须严格遵医嘱服用药物,不得随意停药和增减药量。当生活或身体发生大的变化时及时就诊,在医师指导下调整治疗方案。

(四)注意保暖

垂体功能减退的患者常表现为怕冷,要注意保暖。要注意监测患者的生命体征变化,如体温偏低,可加盖棉被或用热水袋,但要注意防止烫伤。

(五)皮肤护理

垂体功能减退的患者皮肤粗糙干燥、色素减退、苍白、少汗、弹性差,要注意保持患者皮肤清洁卫生,避免受伤,干燥粗糙的皮肤涂抹润肤品保护,贴身应穿透气的衣物,避免化纤类,避免穿紧身衣。

(六)观察与随访

指导患者定期随访,如出现垂体危象的征兆,如感染、发热、外伤、腹泻、呕吐、头痛等情况时,应立即就医。外出时随身携带识别卡,以防意外发生。

第四节　肺　结　核

肺结核是结核分枝杆菌引起的肺部慢性传染性疾病。结核病可累及全身各系统、各脏器,但以肺结核最为常见。肺结核的传染源主要是痰中带菌的肺结核患者,尤其是未经治疗者。主要通过咳嗽、喷嚏、大笑、大声说话等方式把含有结核分枝杆菌的微滴排到空气中,飞沫传播是其主要的传播途径。临床上多呈慢性过程,少数可急起发病,常有低热、盗汗、消瘦、乏力等全身症状及咳嗽、咳痰、咯血等呼吸系统症状。肺结核的治疗包括化学治疗、对症治疗及外科手术治疗;其中以化学治疗为主,化学药物包括杀菌剂和抑菌剂;外科治疗主要适用于化学治疗无效,有厚壁空洞、结核性脓胸、大咯血保守治疗无效者。

一、一般护理

(1)执行内科一般护理常规。

(2)合理安排休息与活动,结核中毒症状明显,有咯血、高热时需卧床休息,症状减轻及恢复期可进行适量户外活动,以提高机体的抗病能力;要避免劳累和重体力劳动,保证充足的睡眠和休息。

(3)根据患者的临床症状执行相应的护理常规,如发热、咳嗽、咳痰、胸痛等。

(4)在标准预防基础上执行空气与飞沫传播的隔离与预防措施。

二、饮食护理

肺结核是一种慢性消耗性疾病,需指导患者进食高热量、高蛋白、富含维生素的食物,多食肉类、蛋类、牛奶、水果、蔬菜等以满足机体需要,增强机体修复能力和抵抗力。避免烟、酒及辛辣刺激性食物。

三、用药护理

(一)肺结核的化学治疗

整个化疗分强化和巩固两期,总疗程一般 6～8 个月。强化期旨在有效杀灭繁殖菌,迅速控制病情;巩固期目的是杀灭生长缓慢的结核分枝杆菌,以提高治愈率,减少复发。结核化学治疗强调早期、联合、适量、规律、全程治疗的原则。

早期:指一旦发现和确诊结核后均应立即给予化学治疗,发挥其最大抗菌作用以迅速控制病情及减少传染性。

联合:指根据病情及抗结核药的作用特点,联合使用两种以上药物,杀死病灶中不同生长速度的菌群,提高疗效,减少和预防耐药菌的产生,增加药物的协同作用。

适量:指严格遵照适当的药物剂量用药。剂量低达不到有效血药浓度,影响疗效,易产生耐药;剂量过大易发生药物不良反应。

规律:指严格按化疗方案的规定用药,不可随意更改方案,不可遗漏或随意中断用药,以避免细菌产生耐药。

全程:指患者必须按治疗方案坚持完成规定疗程,以提高治愈率和降低复发率。

(二)常用抗结核药物

抗结核药物依据其抗菌能力分为杀菌剂与抑菌剂。异烟肼和利福平在巨噬细胞内外均能达到杀菌浓度,为全杀菌剂。吡嗪酰胺和链霉素为半杀菌剂,吡嗪酰胺能杀灭巨噬细胞内酸性环境中的结核分枝杆菌;链霉素主要杀灭巨噬细胞外碱性环境中的结核分枝杆菌。乙胺丁醇为抑菌剂,与其他抗结核药物联用可延缓其他药物耐药性的发生。

(1)异烟肼(H,INH):成人 300 mg/d,1 次顿服。主要不良反应可引起中枢神经系统症状和周围神经炎,如头痛、精神兴奋、易怒、欣快感等及手脚疼痛、麻木针刺感等,偶有肝功能损害。因此肝功能异常者慎用,服药时避免与抗酸药同时服用以免影响本药的吸收,同时注意消化道反应、肢体远端感觉及精神状态。如发生周围神经炎可服用维生素 B_6。

(2)利福平(R,RFP):成人 $450\sim600$ mg/d,晨空腹顿服;间歇用药为 $600\sim900$ mg,每周 2 次或 3 次。主要不良反应有肝功能损害,表现为转氨酶升高,严重时伴黄疸、变态反应、皮肤瘙痒、发红或皮疹,甚至可出现剥脱性皮炎、类流感样综合征、寒战、头痛、关节痛等。利福平及其代谢物为橘红色,服药后大小便、眼泪等会呈橘红色。用药中需监测肝功能,观察变态反应等。注意药物间相互作用,本品可加速口服避孕药、降糖药、茶碱、抗凝血剂等药物的排泄,使药效降低或消失。

(3)链霉素(S,SM):成人 0.75 g/d,肌内注射,每周 5 次;间歇用药为 $0.75\sim1.0$ g/d,每周 $2\sim3$ 次。主要不良反应有听力障碍、眩晕、肾功能损害,需严格掌握使用剂量,服药期间需注意听力变化及有无平衡失调,用药前和用药后 $1\sim2$ 个月进行听力检查,了解尿常规及肾功能的变化。

(4)吡嗪酰胺(Z,PZA):成人 1.5 g/d,分 3 次口服;每周 3 次用药为 $1.0\sim1.25$ g/d。主要不良反应有胃肠道不适、肝功能损害、高尿酸血症、关节痛,服药期间需监测肝功能。注意关节疼痛、皮疹等反应,监测血尿酸浓度。

(5)乙胺丁醇(E,EMB):成人 $0.75\sim1.0$ g/d,一次顿服,每周 3 次用药为 $1.0\sim1.25$ g/d。主要不良反应为视神经炎,表现为视物模糊、视力减退、视野缩小。应在用药前检查视觉灵敏度和颜色的鉴别力,测定视力与视野,用药中密切观察,用药后复查。

(三)加强用药指导

在用药前及用药中要向患者及家属讲解结核病治疗的药物知识、服药的方法、不良反应及注意事项等,鼓励并督导患者遵嘱按时、按量规律服药。观察并告知患者在应用抗结核药物过程中如出现皮疹、胃肠不适、巩膜黄染、耳鸣、视物模糊、关节疼痛等不良反应时,及时报告医师。使用抗结核药物期间,定期复查肝功能、肾功能、血常规、听力等,及时发现药物的不良反应,给予相应处理。

(四)垂体后叶素止血

咯血患者可给予垂体后叶素止血,其作用可使肺小动脉收缩,减少肺循环血流量,降低肺静脉压,使肺小血管破裂处血栓形成而止血。一般可用 5～10 U 稀释于 25％葡萄糖或生理盐水 20～40 mL 缓慢静脉注入,10 分钟以上注完,必要时 6～8 小时可重复一次。用药过程中及用药后注意观察患者有无恶心、心悸、面色苍白等不良反应。该药可使包括冠状动脉在内的动脉平滑肌和子宫平滑肌收缩,故高血压、冠心病、心力衰竭患者和孕妇慎用。

四、并发症护理

(一)肺结核并发咯血

咯血是肺结核患者常见的并发症,1/3～1/2 患者有不同程度的咯血,咯血量的多少与疾病严重程度不完全一致,咯血可发生在病程任何阶段。患者常有胸闷、喉痒和咳嗽等先兆,一旦发生咯血,需密切观察和及时处理。保持呼吸道通畅,观察咯血的量及颜色,遵嘱给予止血药物,同时密切观察有无咯血窒息的先兆表现,一旦出现咯血窒息先兆,立即采取急救措施:给予头低足高位,清除气道内的血凝块,保持呼吸道通畅,必要时给予气管插管、气管切开;高流量吸氧,建立静脉通道,遵医嘱给予呼吸兴奋剂等。

(二)肺结核并发自发性气胸

肺结核是引起自发性气胸的常见病因,临床上需注意观察,当患者出现突发胸痛、呼吸困难、胸闷、心慌、咳嗽等,应考虑发生自发性气胸的可能。

(1)给予半坐位或坐位有利于呼吸、咳嗽和排痰。观察患者咳嗽、胸痛、呼吸困难的程度与变化。嘱患者避免用力、咳嗽、屏气等增加胸膜腔内压的动作,保持排便通畅。

(2)吸氧,2～4 L/min,增加胸膜腔内气体与周围组织毛细血管内气体压力阶差,使胸膜腔气体吸收的速率提高 3～4 倍。

(3)行胸腔闭式引流的患者做好管路护理,预防管路脱出。

(4)大量抽气或放置胸腔引流管后,注意观察有无剧烈咳嗽、咳白色或粉红色泡沫痰、呼吸浅促、心率增快等复张性肺水肿表现。

五、病情观察

(1)肺结核发热的特点多为午后或傍晚低热或中等程度发热,需监测患者体温变化。

(2)观察患者呼吸的频率与深浅度及咳嗽、咳痰、胸痛情况,观察并记录痰液的颜色、性质、量。

(3)注意患者有无咯血,咯血的量;咯血时有无窒息先兆表现等,如咯血时突然胸闷、气促发绀、烦躁或神情呆滞、咯血不畅或见暗红色血块,口唇、甲床青紫等。

(4)观察应用抗结核药物的疗效和不良反应,肝、肾功能情况变化等。

(5)注意痰菌阳性患者的阴转情况。

六、健康指导

(1)宣教结核病的知识,使患者及家属了解肺结核的发病原因与传播途径、治疗、护理知识等。

(2)消毒隔离知识的教育:肺结核可通过空气和飞沫传播,因此房间需开窗通风,患者咳嗽或打喷嚏时应用纸巾遮掩口鼻,痰吐在痰盒内统一消毒处理,切忌随地吐痰;餐具单独使用,可采用煮沸消毒。痰菌阳性患者注意与家人及周围人群的隔离,戴口罩,分室居住。

(3)合理安排生活,保证睡眠、休息和合理营养,增强机体抵抗力。避免情绪波动及呼吸道感染。

(4)教育与指导患者正确服药,讲明坚持规律用药、全程用药的重要性及不规律用药的危害。症状好转不可自行减药、停药。防止不规律用药而产生耐药结核分枝杆菌,增加治疗的困难和经济负担。

(5)告知患者应用抗结核药物可能出现不良反应的表现,如有不适或出现用药反应及时就医。

(6)指导患者正确留取痰标本的方法,晨起留痰标本前用清水漱口,做深呼吸数次后收腹,用力咳出来自支气管深部的脓样或液样痰液,痰量＞3 mL,吐在专用的带盖痰盒内,避免留取唾液或鼻咽部分泌物。

(7)遵嘱定期复查肝功能、肾功能、痰结核分枝杆菌、X线胸片或计算机体层成像(computed tomography,CT),以了解治疗效果和病情变化。

(8)保持乐观情绪,由于本疾病病程长、患者身体不适及呼吸道传染性等,患者易出现多虑、敏感、自卑等情绪,帮助患者建立战胜疾病的信心,以积极、合作、乐观的心态配合治疗和护理。

第五节 尿 路 感 染

尿路感染简称尿感,是指各种病原微生物感染所引起的尿路急、慢性炎症。可分为上尿路感染和下尿路感染,前者指肾盂肾炎,后者包括膀胱炎和尿道炎。

一、病因

单纯性尿路感染病原菌菌群中,致病菌以革兰阴性杆菌为主,其中以大肠埃希菌最为常见,占70%以上,其次为克雷伯杆菌、变形杆菌、柠檬酸杆菌属等。此外,结核分枝杆菌、衣原体、真菌等也可导致尿路感染

二、临床表现

尿路感染常见的临床表现是尿频、尿急、尿痛、排尿不适、下腹部疼痛等,发生上尿路感染时可出现全身症状,伴发热、寒战、头痛、全身酸痛、恶心、呕吐等。查体可见一侧或两侧肋脊角及输尿管点压痛,肾区压痛和叩击痛。

三、辅助检查

通过尿液检查了解有无白细胞尿(脓尿)、血尿和菌尿,24小时尿量有无异常,有无夜尿增多和尿比重降低,通过影像学检查了解肾脏大小、外形有无异常,尿路有无畸形或梗阻。

四、治疗

一般治疗和抗感染治疗。

(1)急性期应注意休息,多饮水,勤排尿。

(2)发热者给予易消化、高热量、富含维生素的饮食。

(3)膀胱刺激征和血尿明显者,可口服碳酸氢钠以碱化尿液、缓解症状。

(4)选择致病菌敏感、在尿和肾内的浓度高、肾毒性小、不良反应少的抗生

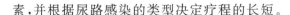

素,并根据尿路感染的类型决定疗程的长短。

(5)尿路感染反复发作者应积极寻找病因,及时去除诱发因素。

五、护理评估

(一)健康史

询问患者排尿情况,有无导尿、尿路器械检查等明显诱因,有无泌尿系统畸形,有无前列腺增生、妇科炎症等相关疾病病史;询问患者患病以来的治疗经过,药物使用情况,包括曾用药物的名称、剂量、用法、疗程及其疗效,有无发生不良反应。

(二)身体评估

评估患者的精神、营养状况,体温有无升高,肾区有无压痛、叩击痛,输尿管点有无压痛,尿道口有无红肿等。

(三)心理-社会评估

应评估患者有无紧张、焦虑等不良心理反应。

六、护理措施

(一)一般护理

急性期应卧床休息,养成良好的个人卫生习惯。

(二)饮食护理

饮食宜清淡、富含营养、易消化,高热患者在无禁忌的情况下,鼓励患者多饮水,每天饮水量在 2 500 mL 以上。注意营养搭配以提高机体抵抗力。

(三)病情观察

监测体温、尿液的变化,观察有无腰痛加剧。如高热持续不退或体温升高,且出现腰痛加剧等,应考虑可能出现肾周脓肿、肾乳头坏死等并发症,需及时通知医师。

(四)对症护理

1.发热

给予物理降温。

2.保持皮肤黏膜清洁

加强个人卫生,女性患者月经期尤需注意会阴部的清洁。

3.尿路刺激征

保持心情舒畅,可指导患者从事一些自己感兴趣的活动,缓解紧张情绪,减轻尿频症状。

4.缓解疼痛

指导患者进行膀胱区热敷或按摩,减轻疼痛。

5.用药护理

(1)遵医嘱给予抗菌药物,嘱患者按时、按量、按疗程服药,勿随意停药。

(2)使用复方磺胺甲噁唑期间要注意多饮水,并同时服用碳酸氢钠以增强疗效和减少磺胺结晶形成。

(3)尿路感染的疗效评价标准如下。

见效:治疗后复查菌尿转阴。

治愈:完成抗菌药物疗程后,菌尿转阴,于停药2周和6周分别复查1次,如为无菌尿,则可认为已治愈。

治疗失败:治疗后持续菌尿或复发。

七、健康指导

(1)知识宣教,为患者讲解疾病知识,寻找慢性复发的病因,去除发病因素。

(2)养成良好的卫生习惯,注意个人清洁卫生,尤其注意保持会阴部及肛周皮肤的清洁,女性忌盆浴。育龄期妇女在急性期治愈后1年内避免怀孕。

(3)避免劳累,坚持适当的体育锻炼,以提高机体抵抗力。

(4)多饮水、勤排尿(2~3小时排尿一次)是最实用而有效的预防方法。尽量避免不必要的导尿等操作,如必须留置导尿管,需严格执行无菌操作。

(5)及时治疗局部炎症,注意性生活后即排尿和清洁外阴,并口服抗菌药物预防尿路感染的发生。

(6)用药指导,嘱患者按时、按量、按疗程服药,勿随意停药,按医嘱定期随访。

第六节 神经-肌肉接头和肌肉疾病

一、重症肌无力

(一)定义

重症肌无力是一种神经肌肉接头传递障碍的获得性自身免疫性疾病。具有

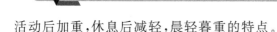

活动后加重,休息后减轻,晨轻暮重的特点。

(二)疾病相关知识

1.流行病学

发病率为(8～20)/10万,患病率为50/10万,我国南方发病率较高。

2.临床表现

部分或全身骨骼肌易于疲劳,活动后加重,休息后减轻,有晨轻暮重现象,首发症状为上睑下垂、斜视、复视,呼吸肌、膈肌受累。出现咳嗽无力、呼吸困难,重症肌无力危象表现为死亡的常见原因。

3.治疗

药物治疗,胸腺切除治疗。

4.预后

多数患者迁延数年至数十年,靠药物维持,病情常有波动。

(三)专科评估与观察要点

(1)评估并记录呼吸和缺氧的表现。

(2)观察进食情况(对咀嚼肌和咽肌无力者)。

(3)观察胆碱能和肌无力危象。

(4)观察用药后的效果。

(5)注意患者的情绪变化。

(四)护理问题

1.气体交换功能受损

气体交换功能受损与继发于肌无力或胆碱能危象引起的呼吸衰竭有关。

2.低于机体需要量

低于机体需要量与吞咽困难、进食减少有关。

3.语言交流障碍

语言交流障碍与肌无力有关。

4.有误吸的危险

误吸与咀嚼肌、咽肌、呼吸肌无力有关。

(五)一般护理

1.病情观察

(1)观察呼吸的频率、深度、节律及有无缺氧情况。

(2)观察进食有无困难,是否能保证机体的需要量。

(3)观察用药后的药物起效时间、失效时间。

2.心理护理

关注患者情绪变化,帮助其消除沮丧情绪、树立长期战胜疾病的信心;为患者提供疾病相关知识和信息。

3.活动指导

根据病情适当进行活动,避免疲劳。

4.保证呼吸道通畅

呼吸困难者应吸氧,有痰及时吸出,呼吸肌麻痹者可行气管切开辅助呼吸。

5.饮食护理

给予营养丰富且易咀嚼的食物,喂饭时速度宜慢,不能进食者可鼻饲。

6.其他

语言交流障碍者可采取其他交流方式,如写字、点头等。

(六)专科护理

(1)密切观察病情,保持呼吸道通畅,必要时准备气管切开及呼吸机。

(2)用药护理:严格执行用药时间和剂量。

(3)进食护理:尽量采取坐位,少食多餐,用餐后保持坐位30~60分钟。

(4)密切观察重症肌无力危象。

(七)急危重症的观察与处理

肌无力和胆碱能危象:保持呼吸道通畅,必要时进行气管切开术,并做好气管切开的护理。不能进食者行鼻饲并做好鼻饲的护理。控制感染,按时、足量使用抗生素,定期做痰培养。

(八)健康指导

1.环境

温度、湿度适中。定时通风,保持空气新鲜。

2.饮食

进食前充分休息,饭前半小时使用抗胆碱酯酶药物。

3.日常活动

指导患者在肌肉有力时,做深呼吸和咳嗽训练或呼吸操。避免受累、受凉和情绪激动,活动时间适宜,以防肌无力。

(九)护理结局评价

(1)保证呼吸道通畅,痰液及时排出。

(2)能按时、足量进食,满足机体需要量。

(3)与患者进行有效沟通,达到配合治疗、消除不良情绪的目的。

二、周期性瘫痪

(一)定义

周期性瘫痪是以反复发作的骨骼肌迟缓性瘫痪为特征的一组疾病。

(二)疾病相关知识

1.流行病学

本病可发生于任何年龄,以 20～40 岁多见,男性多于女性。国内(1987 年)报告66 例,年龄 17～61 岁,20～40 岁占 69.1%,男:女为 21:1。

2.临床表现

本病多见于 20～40 岁男性,在发病时表现为肢体不同程度的瘫痪,肌张力下降,腱反射减弱或消失。

3.治疗

口服补钾或静脉补钾。

4.预后

预后良好。

(三)专科评估与观察要点

(1)评估患者进行日常活动的能力。

(2)观察、评估用药后的反应,观察患者进食、穿衣、如厕、下床活动等。

(四)护理问题

(1)自理能力缺陷:与肌无力无关。

(2)躯体移动障碍:与截瘫有关。

(3)知识缺乏:缺乏疾病信息,易产生恐惧心理。

(4)活动无耐力。

(五)一般护理

1.病情观察

(1)观察生命体征,有无心律失常及呼吸困难的发生及病情的转归。

（2）观察四肢肌力、肌张力的变化。

（3）观察尿量。

2.心理护理

经常与患者沟通，解释该病的病情，解除其思想顾虑，嘱咐患者避免情绪波动、紧张、悲观等，指导患者使用放松技巧，根据其喜好选择不同方式分散其注意力，如听音乐、聊天等，帮助患者树立治疗的信心和决心，以最佳心态接受治疗。

3.活动指导

急性发作时卧床休息，以减轻能量消耗。发作早期做轻度肢体被动运动，对肌肉恢复有一定帮助，发作频繁者应绝对卧床休息，由专人看护。劳逸结合，防止过劳或过度肌肉活动。

4.用药护理

遵医嘱静脉滴注补钾，应严格控制浓度和滴速，浓度≤0.3%。补钾过程应密切观察瘫痪肌肉及低钾的改善程度，观察尿量情况，遵循见尿补钾的原则，以免钾积聚造成危险。钾具有高毒性及刺激性，静脉滴注时可引起局部剧痛，部分患者因此拒绝接受输液，应向他们说明补钾的重要性，同时调节输液速度，补钾期间慎用排钾保钠的药物及胰岛素、糖水，以免加重病情。

5.饮食护理

食用含有丰富钾的食物，如广柑、青叶菜等，避免暴饮暴食和进食大量碳水化合物，避免大量饮清水。

6.其他

对不能自理者应做好生活护理，保持床铺整洁、干燥，定时翻身，使皮肤避免各种刺激。

（六）专科护理

（1）持续心电监护，观察生命体征的变化。

（2）保持呼吸道通畅：呼吸困难、咳嗽无力者，嘱患者勿紧张，给予氧气吸入，并协助其排痰。

（3）有尿潴留者可进行下腹部热敷，热敷无效者给予导尿。若膀胱高度膨胀，第一次放尿不应超过1 000 mL，因大量放尿，膀胱突然减压，可引起膀胱黏膜急剧充血，发生血尿。留置导尿者需进行尿道口护理，预防尿路感染。待患者肌力恢复能自行排尿时拔除尿管。

(七)健康指导

1.环境

环境安静、舒适,保持室内空气新鲜。

2.饮食

低钾型患者少食多餐,忌高碳水化合物饮食,限制钠盐;高钾型患者给予碳水化合物;正常型患者避免进食含钾多的食物。

3.尽量避免各种诱因

如过度劳累、寒冷、感染及精神刺激等。

(八)护理结局评价

(1)患者能维持日常活动。

(2)皮肤完整,卧位舒适。

(3)了解疾病知识,积极配合治疗。

(4)活动适当,无劳累感。

第七节 嗜铬细胞瘤

嗜铬细胞瘤是肾上腺髓质的主要疾病,它是由神经节起源的嗜铬细胞的肿瘤,主要合成和分泌大量的儿茶酚胺,故又称为儿茶酚胺分泌瘤。

一、疾病相关知识

(一)流行病

高血压中嗜铬细胞瘤的发生率为 $0.05\% \sim 0.1\%$,女性患病率稍高于男性。

(二)临床表现

(1)高血压,阵发性和持续性。

(2)代谢紊乱。

(三)治疗

(1)发作期治疗。

（2）手术治疗。

（3）药物治疗。

（四）预后

若能及早正确的诊疗，是完全可以治愈的，但如不能及时诊断或错误治疗可导致严重后果，乃至死亡。

二、专科评估与观察要点

（一）临床症状及评估

（1）高血压发作呈阵发性、持续性或在持续性高血压的基础上阵发性加重。

（2）头痛、心悸、多汗三联征。

（二）辅助检查及评估

（1）尿儿茶酚胺测定明显增高时，才有诊断意义。

（2）B超、CT、磁共振成像（magnetic resonance imaging，MRI）均可提示肾上腺肿瘤的存在，有较大诊断价值。

（3）心理-社会评估：患者高血压发作时可有剧烈头痛、神经紧张、濒死感、心悸、大汗淋漓、四肢冰冷、恶心、呕吐等现象，患者可有精神紧张、焦虑、无助感。需评估患者情绪状态，能否正确对待疾病，是否有信心配合治疗。

三、护理问题

（一）组织有效灌注不足

组织有效灌注不足与儿茶酚胺分泌过多导致高血容量有关。

（二）个人应对无效

个人应对无效与疾病导致高血压突然发作有关。

（三）生活自理能力缺陷

生活自理能力缺陷与长期血压过高有关。

（四）便秘

便秘与高浓度儿茶酚胺抑制肠蠕动有关。

（五）知识缺乏

知识缺乏与未受过嗜铬细胞瘤及相关检查的教育有关。

四、护理措施

(一)一般护理

为患者提供安静、舒适的环境,必要时暗化病室,保证患者能够休息。

(二)饮食护理

给予患者高热量、高维生素、低脂肪饮食。忌咖啡、茶、可可、可乐、香蕉,以免干扰儿茶酚胺的测定。

(三)病情观察

(1)监测患者的生命体征,尤其是血压和心率变化,测量血压时应采取同一体位和同一侧肢体,监测站位和卧位血压。

(2)对阵发性高血压的患者,要记录其吃饭的时间及每次排尿时间。一旦高血压发作,应积极配合医师准确留取血、尿标本。

(3)有明显发作诱因的患者,如排尿、排便后发作,应告诉患者不要憋尿,保持排便通畅,预防高血压发作。

(四)活动与安全

让患者尽量卧床休息或在室内活动。外出时有人陪伴,以免突然的高血压发作时出现危险。

(五)术前护理

指导患者遵医嘱按时服药,注意观察血压变化、有无鼻塞及直立性低血压的发生,并讲解术前服药的重要性,以取得患者的配合。

(六)心理护理

评估患者有效应对高血压发作的方式、家庭支持系统,鼓励患者说出恐惧、焦虑等不良情绪。指导患者保持轻松、情绪稳定,避免不良情绪对血压的影响。

(七)高血压危象的护理

嗜铬细胞瘤患者出现高血压危象时,血压急剧增高,应紧急进行治疗:首先将患者床头抬高,让其保持安静,建立静脉输液通道,并立即静脉注射酚妥拉明,首剂量先用 1 mg,以避免患者对酚妥拉明异常敏感而致低血压休克,然后每隔 5 分钟于静脉注入 2~5 mg,直至满意控制血压后,再静脉滴注酚妥拉明以维持血压稳定;也可在注射首剂量酚妥拉明后持续静脉滴注,注意控制血压。

(八)用药护理

为降低血压、恢复血容量及防止术中血压剧烈波动,术前应用 α 受体阻断剂酚苄明,按病情逐渐调整药物剂量至控制症状及血压,如用酚苄明后心率很快,患者不能耐受,则酌情加用β受体阻滞剂普萘洛尔。术中应加强监护、积极补液,纠正血容量。用药过程中观察患者有无直立性低血压发生。

五、健康指导

(1)向患者进行用药安全宣教,做到遵医嘱用药。让患者知道服用的药物名称、剂量、服药频率以及不良反应等。

(2)指导患者如何正确监测以及详细记录血压值的重要性。

(3)指导患者掌握放松技巧,避免不良情绪对血压的影响。

六、护理结局评价

(1)患者住院期间血压和心率控制在正常范围内,无头晕、颤抖、心悸发作,组织灌注良好。

(2)患者能够使用有效的方法应对高血压发作,主诉能够控制情绪等,能够进行自我护理。

(3)患者住院期间无便秘发生。

(4)患者能够复述健康教育的内容,表示对所患疾病有所了解,积极配合各种治疗护理。

(5)患者住院期间不发生高血压危象,如发作时护士能够及时发现,应积极配合抢救治疗。

第八节　强直性脊柱炎

一、定义

强直性脊柱炎是以骶髂关节和脊柱附着点炎症为主要症状的疾病。

二、疾病相关知识

(一)流行病

遗传因素在强直性脊柱炎的发病中占有重要地位,本病多发于 16～25 岁人群,男女性别比率约为 10:1。

(二)临床表现

腰痛、腰僵3个月以上,经休息不能缓解;单侧或双侧坐骨神经痛;反复发作的跟骨结节肿痛或足跟痛;反复发作的虹膜炎。

(三)治疗

目的在于控制炎症,减轻或缓解症状,维持正常姿势和最佳功能位置,防止畸形。

(四)康复

日常姿势训练。

(五)预后

慢性、进行性发展,脊柱强直、畸形,严重者可丧失生活自理能力并致残。

三、专科评估与观察要点

(1)腰背痛:以夜间翻身困难为主。

(2)脊柱活动度。

(3)有无咳嗽、活动后气促等。

四、护理问题

(1)疼痛:与关节非特异性炎症有关。

(2)躯体移动障碍:与附着点炎症和脊柱强直有关。

(3)潜在并发症:骨折。

五、护理措施

(一)病情观察

观察疼痛部位、性质、持续时间,有无夜间腰痛,脊柱活动度。有无咳嗽、活动后气喘、肺活量减少等肺纤维化表现。

(二)用药指导、观察

正确遵医嘱给药,观察毒副作用,定时监测肝、肾功能。

(三)一般护理

适度锻炼,坚持脊柱、胸廓、髋关节活动,注意立、坐、卧正确姿势;宜仰卧低枕位、睡硬板床。饮食应营养丰富,易消化,禁辛辣、生冷食物。

六、健康指导

(1)避免寒冷刺激,注意保暖,增强机体抵抗力,预防感染。

（2）应尽量不枕枕头，并在睡觉时颈部及腰部垫一小薄枕，以保持脊柱正常的生理弯曲；避免睡软床，要睡硬板床，尽可能仰卧，不要侧身及蜷腿睡觉。

（3）根据病情适当加强扩胸运动及颈、腰、背部及双髋关节的活动，但应避免剧烈运动及防止摔伤。

（4）在医师指导下服药及停药，定期复查有关指标。

（5）戒烟。

七、护理结局评价

延缓畸形发展，防止并发症发生。

第九节　系统性红斑狼疮

一、定义

系统性红斑狼疮（systemic lupus erythematosus，SLE）是自身免疫介导的，以免疫性炎症为突出表现的弥漫性结缔组织病。血清中出现以抗核抗体为代表的多种自身抗体和多系统受累是 SLE 的两个主要临床特征。

二、疾病相关知识

（一）流行病

我国患病率较高，呈逐年上升趋势。SLE 患者多见于育龄期女性，男女之比约为1：9。目前 SLE 尚无有效的治疗方法，患者的预后较差，生存质量低，病死率较高。

（二）临床表现

临床表现无固定模式，病程迁延，反复发作，缓解期因人而异，起病可呈暴发性、急性或隐匿性，可单一器官受累也可多个器官同时出现，老年发病则病情较轻，反之则重。全身症状有乏力、发热、体重下降等。

（三）治疗

治疗主要着重于缓解症状和减缓病理过程，由于病情个体差异大，应根据每个患者情况而异。急性活动期应卧床休息，积极控制感染和并发症，药物治疗常使用非甾体抗炎药、糖皮质激素和免疫抑制剂等。

（四）康复

急性活动期应卧床休息，缓解期或病情已稳定者可适当活动，精神和心理治疗很重要。

（五）预后

随着系统性红斑狼疮诊断水平的提高，早期合理治疗使预后明显改观，5～10 年生存率分别为 90％和 80％以上，系统性红斑狼疮的死因主要为感染、肾衰竭和中枢神经性狼疮。

三、专科评估与观察要点

（一）全身症状

起病可急可缓，多数早期表现为非特异的全身症状，如发热（尤以低热常见）、全身不适、乏力、体质量减轻等。病情呈缓解与发作交替出现。感染、日晒、生育、药物、精神创伤、手术等均可诱发或加重。

（二）皮肤与黏膜

80％患者有皮肤损害，典型者在双面颊和鼻梁部位呈蝶形红斑，亦可见多形红斑、盘状红斑、网状青斑等。活动期患者可有脱发、口腔溃疡，部分患者有雷诺现象。

（三）关节与肌肉

80％患者有关节受累，主要表现为关节痛，50％有肌痛，受累关节常为近端指间关节，腕、足部、膝、踝等关节，呈对称性分布，肘及髋关节较少受累，不伴有骨质侵蚀、软骨破坏的关节畸形。有 5％～8％的患者因长期服用激素而引发股骨头、肱骨头无菌性坏死。

（四）浆膜

1/3 患者有单侧或双侧胸膜炎，30％患者有心包炎，少数有腹膜炎、浆膜炎、可伴少量或中等量渗出液，偶有血性渗出液。

（五）肾

约半数患者有狼疮性肾炎。按临床表现可分为轻型肾炎、肾病综合征、慢性肾炎、尿毒症、急性肾炎、远端肾小管中毒。

（六）心

约 10％累及心肌，常因合并肾性高血压及肾功能不全而发生心力衰竭。

（七）肺

10％有急性狼疮性肺炎，胸片示双侧弥散性肺泡浸润性病灶。慢性者主要表现为肺间质纤维化。

(八)消化道

少数患者可发生各种急腹症。

(九)神经系统

约20％患者有神经系统损害,以精神障碍、癫痫发作、偏瘫及蛛网膜下腔出血多见。严重头痛可以是SLE的首发症状。

(十)血液系统

患者可发生自身免疫性溶血性贫血,严重血小板减少性紫癜,最常见的血液异常是正常色素细胞性贫血。

(十一)其他

淋巴结肿大,病理活检显示坏死性淋巴结炎病变。

四、护理问题

(1)潜在并发症:狼疮脑、感染。

(2)营养失调:低于机体需要量与胃肠道受累有关。

(3)有各脏器功能受损的危险。

(4)有皮肤完整性受损的危险。

(5)自我形象紊乱:与长期服用激素有关。

(6)焦虑:与病程迁延,反复发作有关。

(7)体温升高。

五、护理措施

(1)给予高蛋白、高维生素、营养丰富的清淡饮食。少吃芹菜、蘑菇等光敏感的食物,戒烟和禁饮咖啡。

(2)活动期卧床休息,缓解期应劳逸结合,病情完全稳定后,可参加文娱活动或轻度工作,避免劳累和诱发因素。

(3)鼓励患者表达自己的感受,并注意疏导、理解、支持和关心患者,说明目前正规的治疗可以使大多数患者长期正常的生活和工作,使其消除顾虑,增强战胜疾病的信心。

(4)注意观察生命体征、体重的变化,观察水肿的程度,记录24小时尿量,监测血清电解质、血肌酐、尿素氮的改变。

(5)皮肤护理:保持皮肤清洁,避免接触刺激性物质。有皮疹、红斑或光敏感者,要指导患者避免紫外线直接照射,外出时采取遮阳措施。皮肤有感染时可适当使用抗生素或局部清创处理。

（6）外周组织灌注量改变的(手指、脚趾呈紫红色,甚至糜烂,四肢末端麻木、发冷)护理:保持四肢末梢温暖,使用短袜、毯子、手套等。避免引起血管收缩的因素:在冷空气中暴露时间不能太久,不饮咖啡、不吸烟等。

（7）指导患者正确使用糖皮质激素:可采取上午 7:00~8:00 饭后服药,以减少药物对肾上腺皮质的抑制作用,且采取逐量减药的方法,以免引起"反跳"现象。

六、健康指导

(一)心理护理

疾病或服用激素可引起体态、容貌改变,不能生育及重症患者的部分功能丧失,使患者情绪低落,思想负担过重,对生活失去信心,拒绝治疗。家人应多与患者谈心,让患者感受到社会的温暖和周围人的关心,增强对治疗的信心,并说明药物反应是可逆的。

(二)饮食护理

应给予高热量、高维生素、低盐饮食,除肾功能不全外可给高蛋白饮食。

(三)一般护理

户外活动时面部可涂氯喹冷霜,穿长袖衣裤,戴宽边帽,减少阳光照射,以免皮损加重。室内应挂窗帘,避免阳光直接照射。做好口腔护理,可用 4% 苏打水漱口以预防真菌感染,对指、趾、鼻尖、耳垂等部位广泛小动脉炎合并雷诺现象者,应注意保暖以免肢体末梢冻伤和坏死。

(四)康复锻炼

患者要有充足的睡眠,以减轻疲劳,缓解期可适当参加家务劳动、丰富的文娱活动,农民可进行轻的体力劳动。

(五)其他

本病缓解发作交替进行,若症状复发需及早就医。过劳、感染、生育常是复发的诱因,应注意避免。有多脏器损伤者应终止妊娠。

七、护理结局评价

（1）患者皮肤完整性得到保持。

（2）患者舒适度增加。

第五章

外科常见病护理

第一节　外科患者的休克

休克是机体受到强烈的致病因素侵袭后,导致有效循环血量锐减,组织血液灌注不足引起的以微循环障碍、代谢障碍和细胞受损为特征的病理性综合征,是严重的全身性应激反应。根据导致休克的原因不同可分为低血容量性休克、感染性休克、心源性休克、过敏性休克、神经源性休克等;按照血流动力学变化可将休克分为低血容量性休克、心源性休克、分布性休克和梗阻性休克。外科最常见的休克为低血容量性休克和感染性休克。按照休克的演变过程,其临床表现可分为休克代偿期和休克抑制期。休克的处理原则包括去除病因、恢复有效循环血量、纠正微循环障碍、纠正组织缺氧和氧债、防止发生多器官功能障碍综合征。

一、护理评估

(一)健康史

1.个人情况

患者的年龄、性别、职业等。

2.既往史

患者既往有无手术史、外伤史、感染史,有无胃十二指肠溃疡,有无门静脉高压症,有无肿瘤等。

3.其他

患者有无严重烧伤、骨折、其他损伤引起的失血或失液;有无大量呕吐、腹泻;有无使用可能引起过敏的药物;有无寒战、发热和腹痛等。

(二)身体状况

1.神志和精神状态

患者有无烦躁、淡漠、兴奋、谵妄甚至昏迷。

2.皮肤温度、色泽

患者有无面色苍白、皮肤湿冷。

3.血压和脉率

休克初期,脉搏增快,血压正常或升高;随着病情进展,脉搏细速,血压下降,脉压减小。

4.体温

低血容量性休克患者的体温可能偏低。

5.尿量

患者是否出现少尿或无尿。

6.辅助检查

实验室检查和影像学检查有无异常结果。

(三)心理-社会状况

(1)患者和家属对休克的了解程度,对各项治疗的接受程度。

(2)患者是否担心休克的预后,有无焦虑、抑郁等情绪反应。

(3)家庭社会支持情况如何。

二、护理问题

(一)体液不足

体液不足与大量失血、失液或体液重新分布有关。

(二)外周组织灌注无效

外周组织灌注无效与有效循环血量不足、组织用氧障碍有关。

(三)体温异常

体温异常与感染、微循环障碍有关。

(四)有受伤的危险

受伤多与意识障碍有关。

(五)有感染的危险

感染与机体抵抗力下降、侵入性治疗相关。

三、护理目标

(1)患者体液维持平衡,生命体征平稳。

(2)患者微循环灌注改善,面色红润,四肢温暖,尿量正常,血气分析结果趋于正常。

(3)患者体温维持正常。

(4)患者未发生意外伤害。

(5)患者未发生感染或感染被及时发现与有效控制。

四、护理措施

(一)实施液体复苏,维持有效循环血量

1.建立静脉通路

迅速建立 2 条以上静脉通路,保证输液通畅。必要时配合医师建立中心静脉通路,保证液体及时、快速地补充,同时监测中心静脉压。

2.合理补液

根据中心静脉压和动脉血压的变化,评估容量是否充足或超负荷,并进行相应的处理(表 5-1)。

对感染性休克患者应实施早期目标导向治疗,尽快进行液体复苏,在 6 小时内达到以下目标。

(1)中心静脉压 1.1~1.6 kPa(8~12 mmHg)。

(2)平均动脉压≥8.7 kPa(65 mmHg)。

(3)每小时尿量≥0.5 mL/kg。

(4)中心静脉或混合静脉血氧饱和度≥70%。

表 5-1　中心静脉压与补液的关系

中心静脉压	血压	原因	处理原则
低	低	血容量严重不足	充分补液
低	正常	血容量不足	适当补液
高	低	心功能不全或血容量相对过多	强心、舒张血管、纠正酸中毒
高	正常	容量血管过度收缩	舒张血管
正常	低	心功能不全或血容量不足	补液试验[1]

1.补液试验:取等渗盐水 250 mL,于 5~10 分钟内快速静脉输注。若血压升高而中心静脉压不变,提示血容量不足;若血压不变而中心静脉压升高 0.29~0.49 kPa(3~5 cmH₂O),提示心功能不全。

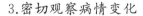

3.密切观察病情变化

持续监测患者生命体征和中心静脉压的变化,观察患者的意识状态、皮肤温度及颜色等有无改善,每小时监测尿量。大量迅速补液时应注意患者有无呼吸困难、咳嗽、咳泡沫样痰等情况,以预防和及时发现肺水肿。

4.准确记录 24 小时出入量

准确记录患者 24 小时内静脉补液、饮水、大小便、呕吐、引流液量等,以协助医师调整补液方案。

(二)改善组织灌注,维持有效气体交换

1.采取休克体位

将患者头部和躯干抬高 20°～30°,下肢抬高 15°～20°,有利于膈肌下移,改善通气,同时能增加回心血量,改善循环状态。

2.维持有效的气体交换

(1)密切监测呼吸功能,如呼吸频率、节律、深浅度及口唇颜色,监测动脉血气变化。

(2)保持呼吸道通畅:及时清除呼吸道分泌物,观察呼吸音变化,协助翻身叩背排痰,促进肺复张,改善缺氧状况。

(3)呼吸困难者给予鼻导管吸氧或面罩吸氧,严重呼吸困难时,配合医师行气管插管或气管切开,使用呼吸机辅助通气,合理设置各项参数。

3.使用血管活性药物

目的:应用血管活性药物是治疗感染性休克的重要支持手段,目的是提升血压,改善内脏器官血液灌注。

原则:血管活性药物应从低浓度、慢速度开始,根据血流动力学改变情况进行动态调整。使用血管活性药物时最好建立有创血压监测系统,实时、动态监测血流动力学变化。

常用药物:包括去甲肾上腺素、肾上腺素、多巴胺、多巴酚丁胺等。去甲肾上腺素不仅能迅速改善感染性休克患者的血流动力学状态,而且能改善胃肠道等内脏器官缺血,被推荐为治疗感染性休克的首选升压药物。

注意事项:去甲肾上腺素必须经中心静脉导管给药,使用前应确认管路是否通畅,以免发生药物外渗,引起皮肤组织坏死。给药过程中应密切观察局部有无红肿、疼痛,一旦发生药液外渗,应立即停药,更换给药部位,同时局部使用 0.25% 普鲁卡因封闭。

(三)维持正常体温

体温常规每 4 小时监测 1 次。体温偏低的患者应注意保暖,可加盖双层棉被和调节室温。感染性休克高热的患者应给予物理降温,效果不佳时可遵医嘱使用冰毯。

注意事项:低体温患者禁用热水袋和电热毯,以免发生烫伤,或因皮肤血流扩张增加局部组织耗氧量而加重组织缺氧。体温过高使用冰毯时应防止患者耳郭及皮肤受压处发生冻伤和压疮。

(四)预防感染

休克时机体处于应激状态,免疫功能下降,容易继发感染。工作人员应注意手卫生,严格遵循无菌原则,落实各项预防导管相关性血流感染、呼吸机相关性肺炎、尿路感染、伤口感染的措施,并遵医嘱合理使用抗菌药物。

(五)正确采集各项标本

感染性休克时,为准确筛查感染源,护士需及时、正确留取各项培养标本。采集标本时应严格遵守操作规程,落实手卫生措施,以免造成标本的外源性污染,影响结果判断。

注意事项:确定局部感染灶者,采集局部分泌物或引流液行细菌培养;全身脓毒血症者,在患者寒战、高热发作时,使用抗菌药物之前采集外周和中心静脉血标本,以提高检出率。

(六)预防护理不良事件

动态评估患者有无发生压疮、导管滑脱、跌倒、坠床的风险,并采取相应的护理措施,预防不良事件的发生。

五、护理评价

(1)患者体液是否维持平衡,生命体征是否平稳。

(2)患者微循环灌注是否得到改善,是否面色红润、四肢温暖、尿量正常,血气分析结果是否趋于正常。

(3)患者体温是否维持正常。

(4)患者有无发生意外伤害。

(5)患者是否发生感染或感染是否被及时发现与有效控制。

六、关键点

(1)正确、及时补液是纠正低血容量性休克的重要保证,对感染性休克患者应进行早期目标导向治疗。

（2）应用血管活性药物前需确认输液管路是否通畅，使用过程中应严密观察，避免药物外渗；一旦外渗，应及时准确处理，避免组织坏死。去甲肾上腺素必须经中心静脉导管给药。

（3）低体温患者严禁使用热水袋和电热毯，以免发生烫伤和加重组织缺氧；使用冰毯降温的患者应防止耳郭及其他受压部位发生冻伤或压疮。

第二节 外科患者的感染

一、浅部软组织化脓性感染

浅部软组织化脓性感染是指发生于皮肤、皮下组织、淋巴管、淋巴结、肌间隙及其周围疏松结缔组织等处，由化脓性致病菌引起的各种感染。

常见类型有疖、痈、急性蜂窝织炎、急性淋巴管炎和淋巴结炎，致病菌以金黄色葡萄球菌、溶血性链球菌、厌氧菌、大肠埃希菌等为主。疖是单个毛囊及其周围组织的化脓性感染；痈是指相邻近的多个毛囊及周围组织的急性化脓性感染；急性蜂窝织炎是皮下、筋膜下、肌间隙或深部疏松结缔组织的急性弥漫性化脓性感染；急性淋巴管炎是指病菌经破损的皮肤、黏膜或其他感染灶侵入淋巴管，引起淋巴管及其周围组织的急性炎症，网状淋巴管炎又称为丹毒；急性淋巴管炎波及所属淋巴结时，即为急性淋巴结炎。

外科感染主要临床特点：局部有红、肿、热、痛和功能障碍等表现；感染重者常有发热，呼吸、心跳加快，头痛乏力，全身不适，食欲减退等全身表现。

处理原则：局部治疗包括局部制动、物理疗法、外用药物，脓肿形成者需行手术切开引流；全身治疗包括应用抗菌药物、支持疗法、对症处理等。

（一）护理措施

1.控制感染，促进炎症消退

（1）炎症早期处理：局部理疗、热敷或药物外敷（鱼石脂软膏、金黄散、50%硫酸镁等），促进炎症消退。

（2）遵医嘱及早合理应用抗菌药物，行细菌培养和药物敏感试验。

（3）创面护理：若表面已破溃或行脓肿切开引流术者，应充分清洗创面、及时更换敷料,并充分引流脓液。对厌氧菌感染者,予3%过氧化氢溶液冲洗创面和湿敷。

2.休息与营养

注意休息,给予高能量、高蛋白、维生素丰富的饮食,提高机体抵抗力。

3.对症护理

(1)高热者降温:物理或药物降温,鼓励患者多饮水。

(2)缓解疼痛:抬高肢体并制动,严重者遵医嘱给予止痛剂。

4.观察病情

(1)观察有无全身性感染征象:注意患者有无突发寒战、高热、头痛、头晕、意识障碍、心率加快、脉搏加快和呼吸急促,有无白细胞计数增加、血细菌培养阳性等。

(2)颌下急性蜂窝织炎者,可因喉头水肿和气管受压而出现呼吸困难甚至窒息,应及时发现并配合救治。

(3)观察颅内化脓性海绵状静脉窦炎征象:眼部及其周围组织出现进行性肿胀,患者可有寒战、高热、头痛、呕吐、昏迷等全身症状,病情严重时威胁患者生命。

(二)健康教育

(1)注意个人卫生,保持皮肤清洁。

(2)积极预防和治疗原发病灶,如扁桃体炎、龋齿、手足癣、皮肤损伤及各种皮肤、皮下化脓性感染。

(3)对免疫力差的老年人及糖尿病患者应加强防护,避免损伤及伤后继发感染。

(三)关键点

(1)局部感染若处理不当或不及时,易发展为全身性感染。

(2)严禁挤压面部"危险三角区"的疖和痈,以免感染扩散进入颅内海绵状静脉窦,引起化脓性海绵状静脉窦炎。

(3)脓肿切开引流术后创面换药时,不可过早拔除脓腔引流条。否则一旦伤口愈合,而脓腔仍存在,可造成第二次脓肿形成。

二、手部急性化脓性感染

临床常见的手部急性化脓性感染包括甲沟炎、脓性指头炎、腱鞘炎、滑囊炎和手掌深部间隙感染。常由手部微小擦伤、刺伤和切伤引起。主要致病菌为常存于皮肤表面的金黄色葡萄球菌。甲沟炎是指甲沟及其周围组织的感染;脓性指头炎是指手指末节掌面的皮下化脓性感染;急性化脓性腱鞘炎主要指屈指肌腱鞘炎;滑囊炎可由腱鞘炎蔓延而来,也可因手掌面刺伤引起;急性手掌深部间隙感染可以由腱鞘炎蔓延而来或直接刺伤所致。

处理原则:发病早期局部热敷、理疗,感染严重或有全身症状时,需应用抗菌药物。若已形成脓肿或经药物治疗无好转,应及时切开减压与引流,甲下积脓者行拔甲术。

(一)护理问题

1.体温过高

体温过高与细菌感染有关。

2.疼痛

疼痛与炎症刺激、局部组织肿胀、压迫神经纤维有关。

3.潜在并发症

指骨坏死、肌腱坏死、手功能障碍。

4.知识缺乏

缺乏预防手部感染的知识。

(二)护理措施

1.控制感染,促进炎症消退

(1)炎症早期处理为局部理疗、热敷或药物外敷(鱼石脂软膏、金黄散等),促进炎症消退。

(2)感染重者,遵医嘱及早合理应用抗菌药物。

(3)做好切开引流术后护理:保持敷料清洁、干燥,及时更换浸湿敷料。

2.缓解疼痛

(1)患指制动并抬高,以促进血液和淋巴回流,减轻局部炎症充血、水肿,减轻疼痛。

(2)更换创面时,动作轻柔,避免加重疼痛。对敷料紧贴于创面者,可先用等渗盐水浸透敷料后再换药。必要时换药前应用镇痛剂以减轻疼痛。

3.降温

高热时给予物理降温或药物降温。

4.观察病情

(1)严密监测体温、脉搏变化,观察伤口渗出物情况和引流物颜色、性状及量的变化。

(2)密切观察患指的局部症状,如局部肿胀、疼痛和肤色改变;注意有无手指剧烈疼痛突然减轻,皮色由红转白等指骨坏死、腱鞘组织坏死或感染扩散的征象。

(三)健康教育

(1)指导手部功能锻炼:炎症消退或切开引流 1 周左右,指导患者进行手功能的锻炼,促进手功能恢复,防止肌肉萎缩、肌腱粘连、关节僵硬等手功能失用性改变。

(2)日常保持手部清洁,加强劳动保护,预防手损伤。

(3)重视手部的任何微小损伤,伤后应用碘伏消毒,无菌纱布包扎,以防发生感染。

(4)手部轻度感染应及早就诊。

(四)关键点

(1)脓性指头炎一旦出现搏动性跳痛,肿胀明显,且进一步加重,提示指动脉受压,应立即行切开减压和引流,以免发生指骨坏死和骨髓炎。

(2)甲沟炎若处理不当,可发展为慢性甲沟炎或指骨骨髓炎。

三、破伤风

破伤风是由破伤风梭菌侵入人体伤口并在缺氧环境下生长繁殖、产生毒素所引起的一种以肌肉强直性收缩和阵发性痉挛为特征的急性特异性感染。常继发于各种创伤后,亦可发生于不洁条件下分娩的产妇和婴儿。

临床表现分为潜伏期、前驱期和发作期 3 期,潜伏期平均为 6～10 日,典型症状是在肌肉紧张性收缩(肌强直、发硬)的基础上,呈阵发性的强烈痉挛,任何轻微的刺激,如光线、声音、接触、饮水等,均可诱发。最先受累及的肌群是咬肌,破伤风典型症状有张口困难,甚至牙关紧闭、苦笑面容、颈项强直、角弓反张。患者的主要死亡原因为窒息、心力衰竭或肺部感染。破伤风应采取综合治疗,包括清除毒素来源、中和游离毒素、控制和解除痉挛、防治并发症。

(一)护理评估

1.健康史

(1)有无开放性损伤病史,伤口的污染程度、大小与深度。

(2)是否进行过清创和/或破伤风人工免疫注射。

(3)有无不洁接生史或新生儿脐带消毒不严。

2.身体状况

(1)痉挛发作情况:包括痉挛部位、持续时间、间隔时间、严重程度等。

(2)有无合并肺不张和肺部感染、呼吸困难、尿潴留、体液失衡、心力衰竭等并发症。

3.心理-社会状况

(1)患者是否存在焦虑、恐惧。

(2)亲属对疾病的认识和对患者的身心支持程度。

(3)患者及家属是否知晓破伤风的预防知识。

(二)护理问题

1.有窒息的危险

窒息与持续性呼吸肌痉挛、误吸、痰液堵塞气道有关。

2.有受伤的危险

受伤与强烈的肌痉挛有关。

3.有体液不足的危险

体液不足与反复肌痉挛消耗、大量出汗有关。

4.潜在并发症

肺不张和肺部感染、尿潴留、体液失衡、心力衰竭等。

5.知识缺乏

缺乏预防破伤风的相关知识。

(三)护理目标

(1)患者呼吸道通畅,呼吸平稳。

(2)患者未发生坠床、舌咬伤及骨折等意外伤害。

(3)患者体液得以维持平衡,生命体征及尿量正常。

(4)患者未发生并发症或并发症发生时被及时发现和处理。

(5)患者能复述破伤风的预防知识和方法。

(四)护理措施

1.保持呼吸道通畅

(1)备物:床旁备好气管切开包、吸氧及吸痰装置、急救药品和物品,以备急救所需。及时吸除口鼻咽腔和气管内的分泌物和呕吐物等。

(2)保持呼吸道通畅:解开患者的衣裤,抽搐停止后让患者头偏向一侧。痉挛发作控制后,应协助患者翻身、叩背,以利排痰,必要时给予雾化吸入。

注意:频繁抽搐者,禁止经口进食。

(3)紧急处理:频繁抽搐不易控制者,应尽早行气管切开,吸引器吸痰,必要时进行人工辅助呼吸并做好相应的护理。

注意:紧急情况下,在气管切开前先用粗针头行环甲膜穿刺,并给予吸氧,以保证有效通气。

2.控制并解除肌痉挛

(1)创造良好的休息环境:①将患者置于单间隔离病房,保持空气新鲜、光线柔和、病室安静;避免各类干扰,减少探视。②医护人员说话或走路时要低声、轻巧,使用器具时避免发出噪声。

注意:合理、集中安排各项治疗和护理操作,尽量在使用镇静剂后 15～30 分钟内完成,以免刺激患者引起抽搐。

(2)遵医嘱应用镇静及解痉药。

常用药物:10％水合氯醛 20～40 mL 保留灌肠;或苯巴比妥钠 0.1～0.2 g 肌内注射;或地西泮 10～20 mg 肌内注射或静脉滴注,每天 1 次。

人工冬眠:病情严重者,可予以冬眠 1 号合剂(氯丙嗪、异丙嗪各 50 mg＋哌替啶 100 mg＋5％葡萄糖 250 mL)静脉缓慢滴注。

注意:低血压者禁用人工冬眠药;新生儿破伤风时慎用镇静解痉药,应酌情使用洛贝林、尼可刹米等。

(3)痉挛发作频繁且不易控制者,可遵医嘱用 2.5％硫喷妥钠 0.25～0.5 g 缓慢静脉推注。

注意:需警惕喉头痉挛和呼吸抑制的发生。

3.保护患者,防止受伤

(1)使用带护栏的病床,必要时加用约束带固定患者,防止痉挛发作时患者坠床和自我伤害。

(2)关节部位放置软垫保护,防止肌腱断裂和骨折。

(3)患者发生抽搐时,应用合适的牙垫,防止舌咬伤。

4.维持体液平衡,保证营养素的摄入

(1)对能经口饮食者,给予高热量、高蛋白和高维生素饮食,进食应少量多餐,避免呛咳和误吸。

(2)对因病情严重不能经口进食者,予以鼻饲或静脉输液,必要时予以胃肠外静脉营养液输入。

注意:每次抽搐发作后应检查静脉管道,防止因抽搐引起的输液管道堵塞或脱落而影响治疗。

5.加强病情观察

(1)患者的生命体征:每4小时测量1次体温、脉搏、呼吸、血压;监测患者意识、尿量的变化,加强心肺功能的监护,及时发现并发症。

(2)痉挛发作情况:详细记录痉挛发作的次数、持续时间和间隔时间、诱发因素;注意痉挛发作前的征兆,以便及时调整药量,控制痉挛发作。

(3)用药及观察:按医嘱准确、及时使用破伤风抗毒素、破伤风人免疫球蛋白、镇静解痉药、肌松剂、抗菌药、降温药等,观察并记录用药后的效果。

(4)人工冬眠的效果:一般认为镇静程度以唤之能醒的浅睡状态较为合适。

注意:若用药期间患者仍有抽搐,特别是轻微的刺激就有抽搐反应,提示用药剂量不够,镇静不够充分;但若出现持续深睡状态,说明镇静过深。出现以上情况均须报告医师,适当调整用药剂量和间歇时间。

6.严格消毒隔离

破伤风梭菌具有传染性,应严格执行接触隔离措施,防止播散。

(1)患者安置于单人病室,医护人员进入病室要穿隔离衣,戴帽子、口罩、手套等,身体有伤口者不能参与护理。

(2)所有器械、敷料均须专人专用,使用后污染的器械、器具和其他物品,直接置于封闭的容器中,由消毒供应中心集中回收,进行清洗、消毒和灭菌。尽可能使用一次性材料物品。

(3)污染的布类先消毒,再清洗、消毒和灭菌;用后的敷料须焚烧。

(4)换下的患者被服集中放在一起用包布包起,外面再用清洁包布包起来,高压蒸汽灭菌处理,然后清洗干净,放在固定的位置以备用。

(5)患者排泄物和呕吐物用 2 000~5 000 mg/L 含氯消毒剂溶液搅拌混合均匀,放置 2 小时后倾倒。

(6)患者用过的碗、筷、药杯等用 0.1%~0.2% 过氧乙酸浸泡后,再煮沸消毒 30 分钟。

(7)病室内空气、地面、用物等也需定时消毒。

7.心理护理

破伤风发病突然、病情严重,且反复肌痉挛发作使患者极为痛苦,加之肌痉挛可引起窒息、骨折等并发症,患者多有焦虑、恐惧甚至濒死感;隔离性治疗措施可使患者产生孤独和无助感;开口困难又使其难于表达需求。因此护理人员应及时了解患者的情绪反应,鼓励患者树立战胜疾病的信心,积极配合治疗。

(五)预防

1.外伤后及时、正确地处理伤口

及时、正确地处理伤口是预防破伤风的关键。

方法:外伤后应立即进行伤口的彻底清创,对小而深的伤口要扩创,除去坏死的组织,清除异物,开放死腔,用 3%过氧化氢溶液彻底冲洗,改变破伤风梭菌生长繁殖的条件。基层医院要重视首次伤口处理。

2.外伤后尽早注射破伤风抗毒素

伤口污染严重者或受伤已超过 12 小时,可加倍注射破伤风抗毒素。

注意事项如下所述。

(1)每次注射破伤风抗毒素前,应询问有无过敏史,并做皮内过敏试验。

(2)破伤风抗毒素的有效期仅 10 天左右,故对深部创伤、有潜在厌氧菌感染的患者,应在 1 周后追加注射一次量。

(3)破伤风抗毒素易致变态反应,注射前必须做皮内过敏试验。阳性者,应按脱敏法注射。

脱敏注射方法:将 1 mL 抗毒素分为 0.1 mL、0.2 mL、0.3 mL、0.4 mL,用生理盐水分别稀释至 1 mL,按自小到大的剂量顺序分次肌内注射,每次间隔半小时,直至全量注完。

(4)观察:每次注射后须观察患者有无面色苍白、皮疹、皮肤瘙痒、打喷嚏、关节疼痛和血压下降等症状。一旦发生,应立即停止注射破伤风抗毒素,同时皮下注射肾上腺素 1 mg 或肌内注射麻黄碱 30 mg(成人剂量)。

3.主动免疫

儿童应定期注射破伤风类毒素或百白破三联疫苗,以获得主动免疫。

(六)健康教育

1.加强自我保护意识,避免皮肤受伤

在农村由于农田作业及生活习性的影响,赤足者较多,破伤风梭菌又多存在于泥土之中,因此增加了外伤及感染的机会。应加强劳动时的自我保护,避免受伤。

2.出现下列情况应及时到医院就诊,注射破伤风抗毒素

(1)任何较深而窄的外伤切口,如木刺、锈钉刺伤。

(2)伤口虽浅,但沾染人畜粪便。

（3）医院外的急产或流产,未经消毒处理者。

（4）陈旧性异物摘除术前。

(七)护理评价

（1）患者呼吸道是否通畅,有无呼吸困难表现。

（2）患者是否发生舌咬伤、坠床及骨折等意外伤害。

（3）患者的体液平衡是否得以维持。

（4）患者有无发生并发症或并发症是否被及时发现和处理。

（5）患者是否掌握了预防破伤风的相关知识。

(八)关键点

（1）破伤风有传染性,应严格消毒隔离,避免交叉感染。

（2）窒息是导致破伤风患者死亡的主要原因,应加以预防。

（3）及时妥善处理污染伤口、注射破伤风抗毒素是预防破伤风的关键。

四、气性坏疽

气性坏疽是由梭状芽孢杆菌所引起的特异性感染,致病菌产生的外毒素可引起严重毒血症及肌肉组织的广泛坏死。

此类感染的特点是病情发展迅速,患者全身情况可在 12～24 小时内全面迅速恶化,预后差。潜伏期一般为 1～4 天。

主要临床特点:伤处出现"胀裂样"剧痛,常为最早症状;患部肿胀明显,呈进行性加重;伤口周围皮肤肿胀、呈紫黑色,并有恶臭的浆液样血性分泌物流出;伤口周围皮肤有捻发音。全身表现有头晕、头痛、表情淡漠或烦躁不安、高热、脉速、呼吸急促、大汗和进行性贫血。晚期患者可出现感染性休克、外周循环障碍和多器官功能衰竭等。

处理原则:彻底清创,应用抗菌药物(如大剂量青霉素等),高压氧治疗,全身支持疗法等。若整个肢体已广泛感染、病变不能控制时,应果断进行截肢以挽救生命,残端不予缝合。

(一)护理问题

1.体温过高
体温过高与细菌感染、组织坏死和毒素吸收有关。

2.疼痛
疼痛与局部组织创伤、炎症刺激、肢体肿胀等有关。

3.组织完整性受损

组织完整性受损与组织感染、坏死有关。

4.焦虑、恐惧

焦虑、恐惧与病情恶化迅速、截肢有关。

5.潜在并发症

感染性休克。

(二)护理措施

1.做好紧急手术的配合与术后护理

在积极抗休克和防治严重并发症的同时,紧急在全麻下施行彻底清创术。病变区应广泛、多处切开,清创范围应达正常组织,切口敞开、不予缝合。清创术后护理如下。

(1)伤口清洗:敞开伤口,应用3%过氧化氢溶液和外用生理盐水充分冲洗伤口,再用浸透3%过氧化氢溶液湿纱布持续湿敷,10～15分钟将纱布浸湿1次;每天更换伤口敷料1～2次。

(2)患肢制动:抬高患肢超过心脏水平,肢体保暖。

2.控制感染,维持正常体温

(1)遵医嘱及时、准确、合理应用抗菌药物:大多数常见的产气荚膜梭菌对青霉素敏感,故首选大剂量青霉素静脉滴注。

(2)维持正常体温:高热者予以物理降温,必要时按医嘱应用退热药物。

3.缓解疼痛

采用非药物镇痛法,如交谈、听音乐及松弛疗法等减轻疼痛;疼痛剧烈者,遵医嘱给予麻醉镇痛剂或采用自控镇痛泵。

4.病情观察

(1)监测生命体征变化,准确记录24小时出入量。

(2)创口观察:注意观察伤口周围皮肤的色泽、局部肿胀程度和伤口分泌物性质等。

(3)及早发现感染性休克:对高热、烦躁、昏迷患者应密切观察其病情变化。若发现患者有意识障碍、体温降低或升高、脉搏及心率加快、呼吸急促、面色苍白或发绀、尿量减少、血白细胞计数明显增多等感染性休克表现时,应及时报告医师,并积极配合救治与护理。

5.输液、营养支持

纠正水、电解质失衡,少量多次输血,给予足够的营养支持等,以改善机体全身状况。

6.消毒

严格消毒隔离。

7.心理护理

本病发病突然、病情进展迅速,加之患者伤处剧痛,难以忍受,而镇痛剂效果又不明显,故患者常有焦虑、恐惧等心理反应。护理人员除应尽力减少患者痛苦外,还要帮助患者正确对待疾病,树立战胜疾病的信心。

8.做好紧急截肢术者的术前准备

若整个肢体已广泛感染、病变不能控制时,应果断进行截肢以挽救生命,残端不予缝合。

(三)健康教育

(1)加强预防气性坏疽的知识普及和宣教;加强劳动保护,避免损伤。

(2)创伤后及时到医院妥善处理伤口。

(四)关键点

(1)早期发现与紧急手术是关键。一旦确诊气性坏疽,应在抗休克或预防严重并发症的同时紧急手术。

(2)气性坏疽多发生在创伤后,伤后及时彻底清创是预防气性坏疽最有效的措施。

第三节　颅内压增高

颅内压增高是指颅脑疾病致颅腔内容物体积增加或颅腔容积缩小,超过颅腔可代偿容量,导致颅内压持续升高,成人在 2.0 kPa(200 mmH$_2$O)、儿童在 1.0 kPa(100 mmH$_2$O)以上,并出现头痛、呕吐及视盘水肿"三主征"者。

其原因可分为 3 类:一是颅腔内容物体积增加,如脑体积增加、脑脊液增多及脑血流量增加等;二是颅内占位性病变,如颅内肿瘤、颅内出血和血肿等;三是颅内空间或颅腔容积缩小,如先天性畸形和大片凹陷性骨折。颅内压增高的临床表现除"三主征"外,还有意识障碍、生命体征变化、复视等。婴幼儿还可见头皮静脉怒张、前囟饱满、颅缝增宽及头颅叩诊呈"破壶音"等。此外,还可出现胃肠功能紊乱、消化道出血及神经源性肺水肿等并发症。

颅内压增高的处理原则:对症治疗和处理原发病,后者是治疗的根本方法。颅内占位性病变需行病变切除术、脑积水行脑脊液分流术、颅内血肿行血肿清除术、颅内脓肿应用抗菌药物和清除脓肿等。

一、护理评估

(一)术前评估

1.健康史

(1)个人情况:患者的年龄、性别、性格及职业等。

(2)既往史:①既往有无颅脑损伤、脑肿瘤、脑脓肿、颅内血肿、颅内炎症、脑积水、狭颅症及颅底凹陷症等疾病。②有无呼吸道梗阻、癫痫发作、用力排便、剧烈咳嗽、情绪激动及发热等诱因;有无高血压病、高血脂、动脉粥样硬化、糖尿病、冠心病、心房颤动、尿毒症、毒血症及酸碱平衡失调等病史;是否吸烟、饮酒。③患者是否接受过治疗以及治疗效果等。

(3)用药史:患者有无长期服用抗血小板的药物。

2.身体状况

(1)头痛的部位、性质、程度、持续时间、疼痛规律、诱因及加重因素。

(2)呕吐的性质、程度、诱因及伴随症状。

(3)有无视力下降、视野障碍,有无瞳孔大小、形状改变,对光反射有无改变。

(4)生命体征的变化特点:有无意识障碍、偏瘫及失语。

(5)有无水、电解质紊乱,营养不良,呕血,黑便,呼吸困难及高热等并发症。

(6)婴幼儿是否出现头皮静脉怒张、囟门饱满、颅缝变宽及头颅叩诊呈"破壶音"等。

(7)实验室和影像学检查有哪些异常发现。

3.心理-社会状况

(1)患者有无烦躁不安、焦虑等心理反应,是否担心颅内压增高的预后。

(2)患者和家属是否知晓颅内压增高的治疗方法。

(二)术后评估

(1)麻醉、手术类型,术中情况。

(2)患者的生命体征、瞳孔、意识状态、神经系统症状和体征、伤口及引流情况,判断颅内压变化情况。

(3)有无颅内出血、脑疝等并发症的发生。

二、护理问题

(一)疼痛

疼痛与颅内压增高有关。

(二)有脑组织灌注无效的危险

脑组织灌注无效与颅内压增高导致的脑灌注量下降有关。

(三)有体液不足的危险

体液不足与颅内压增高引起的剧烈呕吐及应用脱水剂有关。

(四)潜在并发症

脑疝。

三、护理目标

(1)患者主诉头痛减轻,舒适感增强。

(2)脑组织血流灌注正常,未因颅内压增高造成脑组织进一步损害。

(3)体液维持平衡,无脱水的症状和体征。

(4)未发生脑疝,或出现脑疝征象时能被及时发现与处理。

四、护理措施

(一)非手术治疗的护理

1.体位

抬高床头 15°~30°,以利于颅内静脉血回流,减轻脑水肿;昏迷患者侧卧位,便于排出呼吸道分泌物。

2.吸氧

持续或间断给氧,改善脑缺氧状况,降低动脉血二氧化碳分压(arterial partial pressure of carbon dioxide,$PaCO_2$),收缩脑血管,降低脑血流量以降低颅内压。

3.饮食与补液

意识清醒者给予普通饮食,但应限制钠盐摄入,以每天不超过 5 g 为宜;禁食者行静脉补液,成人补液量每天控制在 1 500~2 000 mL,保持 24 小时尿量不少于 600 mL。

4.病情观察

(1)意识状态:根据意识障碍程度、持续时间及演变过程分析病情变化。目前临床对意识障碍程度的分级常用方法有 3 种。

传统方法：将意识状态分为清醒、模糊、浅昏迷、昏迷及深昏迷 5 级(表 5-2)。

表 5-2　意识状态的分级

意识状态	语言刺激反应	痛刺激反应	生理反应	大小便能否自理	配合检查
清醒	灵敏	灵敏	正常	能	能
模糊	迟钝	不灵敏	正常	有时不能	尚能
浅昏迷	无	迟钝	正常	不能	不能
昏迷	无	无防御	减弱	不能	不能
深昏迷	无	无	无	不能	不能

格拉斯哥昏迷评分法：评定患者的睁眼反应、语言反应及运动反应，用三者得分之和来判断意识状态。最高 15 分，表示意识清醒，8 分以下为昏迷，最低 3 分，分数越低，表明意识障碍越严重(表 5-3)。

表 5-3　格拉斯哥昏迷评分法

睁眼反应	得分	语言反应	得分	运动反应[①]	得分
自动睁眼	4	回答正确	5	遵命动作	6
呼唤睁眼	3	回答错误	4	定痛动作	5
痛时睁眼	2	吐词不清	3	肢体回缩	4
不能睁眼	1	有音无语	2	异常屈曲	3
		不能发音	1	异常伸直	2
				无动作	1

①运动反应指痛刺激时的肢体运动反应。

注：本表适用于≥4 岁的患者。<4 岁的儿童，睁眼反应和运动反应评分同成人，语言评分如下：对声音有定向能力、微笑或能交谈为 5 分；哭闹但听从哄慰或交谈，词不达意为 4 分；哭闹时不能听从哄慰或呜咽声为 3 分；烦躁不安为 2 分；无语言为 1 分。

机体反应水平分级(reaction level scale，RLS)：根据患者是否具有四项功能之一(言语应答、眼球定向运动、遵嘱运动、去除疼痛)，迅速判断患者的意识水平，区分为有意识反应和昏迷两个档次。RLS 共分为 8 级：RLS 1～3 级属有意识反应，RLS 4～8 级属昏迷状态(表 5-4)。

(2)生命体征：注意呼吸节律和深度、脉搏快慢和强弱及血压与脉压的变化。血压上升、脉搏缓慢有力、呼吸深而慢，同时有进行性意识障碍，是颅内压增高所致的代偿性改变。

注意：若出现库欣反应，即血压升高、心跳和脉搏缓慢、呼吸节律减慢，提示颅内压升高。

表 5-4　机体反应水平分级

分级	内容
RLS 1 级	清醒:神志清楚,没有反应的延迟,没有嗜睡,定向准确
RLS 2 级	嗜睡:患者处于嗜睡状态,表现有反应的延迟
RLS 3 级	意识模糊:患者被唤醒后,在回答下列 3 个问题时至少有一个错误。①您叫什么名字?②您在什么地方?③现在是哪年哪月? 若患者无反应,给予强刺激能去除疼痛
RLS 4 级	强刺激能定位疼痛
RLS 5 级	强刺激能躲避疼痛
RLS 6 级	强刺激肢体屈曲
RLS 7 级	强刺激肢体背伸
RLS 8 级	无反应

注:强刺激指按压乳突根部>5 秒或按压指甲>5 秒。

（3）瞳孔变化:正常情况下双侧瞳孔等大、等圆,在自然光线下直径 2～4 mm,直接、间接对光反射灵敏。若先出现一侧瞳孔变小,对光反射迟钝,同侧瞳孔逐渐散大,直接和间接对光反射消失,双侧瞳孔散大固定,提示患者出现小脑幕切迹疝。

（4）观察"三主征":观察头痛的部位、性质、程度、持续时间、疼痛规律、避免诱因及加重因素;呕吐的量、颜色、性质、诱因及伴随症状;视盘水肿的程度。

（5）监测颅内压:成人的正常颅内压为 0.7～2.0 kPa(70～200 mmH$_2$O),儿童为 0.5～1.0 kPa(50～100 mmH$_2$O)。常用监测方法分为有创和无创两大类型。有创颅内压监测可通过颅骨钻孔脑室穿刺置管,导管的另一端与体外传感器和监护仪连接,描记颅内压力曲线。无创颅内压监测是通过视网膜静脉压监测颅内压,或闪光视觉诱发,或经颅多普勒超声检查监测颅内压力。无创颅内压监测尚处于临床试用阶段,其精确度和稳定性仍然无法判断,故临床不推荐使用。

注意:行有创颅内压监测时应严格遵守无菌原则,预防感染,监护时间不宜超过两周。躁动者适当使用镇静药,保证监测结果的准确性。

5.脱水治疗的护理

定时、定量给予脱水剂。适用于颅内压增高但暂时尚未查明原因,或虽已查明原因,但仍需要非手术治疗者。若患者意识清楚,颅内压增高较轻,先选用口服药物。若有意识障碍或颅内压增高较重者,则选用静脉或肌内注射药物。

(1)口服药物:氢氯噻嗪 25～50 mg,每天 3 次;乙酰唑胺 250 mg,每天 3 次;氨苯蝶啶 50 mg,每天 3 次;呋塞米 20～40 mg,每天 3 次;50%甘油盐水溶液 60 mL,每天 2～4 次。

(2)注射制剂:①20%甘露醇快速滴注,滴注后血浆渗透压迅速提高,可使脑组织和脑脊液的部分水分进入血液,达到降低颅内压的目的。成人每次 250 mL,15～30 分钟内快速输完,滴注后 10～20 分钟颅内压开始下降,维持 4～6 小时,每天 2～4 次。快速静脉滴注甘露醇时应警惕出现急性左心衰竭,特别是儿童、老人及心功能不全者。②甘油果糖注射液 250 mL,每天 1～2 次。③呋塞米 20～40 mg,静脉注射或肌内注射,每天 1～2 次,临床上同时使用 20%甘露醇和呋塞米时,应交替使用。④人血清蛋白 50 mL,每天 1～2 次。

注意:水、电解质紊乱是脱水治疗后最常见的并发症,应观察患者有无脱水征象,监测电解质浓度,记录患者 24 小时出入量。停药前应逐渐减量或延长给药间隔,防止颅内压反跳现象。

6.激素治疗的护理

糖皮质激素可以改善毛细血管通透性,减少血管内电解质、胶体的外渗,以减轻脑水肿。遵医嘱给予糖皮质激素,常用地塞米松 5～10 mg 静脉或肌内注射,每天 2～3 次。用药期间应观察有无应激性溃疡、继发感染等不良反应。

7.过度换气的护理

过度换气能排除体内的 CO_2,减少脑血流量。$PaCO_2$ 每下降 0.1 kPa(1 mmHg),脑血流量将递减 2%,从而降低颅内压。过度换气治疗期间定时进行动脉血气分析,维持患者动脉血氧分压(arterial partial pressure of oxygen,PaO_2)于 12.0～13.3 kPa(90～100 mmHg)、$PaCO_2$ 于 3.3～4.0 kPa(25～30 mmHg)水平。过度换气的时间不超过 24 小时,避免脑血流量减少,加重脑缺氧。

8.防止颅内压骤然升高

情绪激动、呼吸道梗阻、剧烈咳嗽、便秘、癫痫发作等均可使颅内压增高,诱发脑疝,应加以预防。

(1)保持安静:卧床休息,安心休养,坐起时勿用力过猛。尽量减少搬运患者,急需搬运时动作要轻,头部相对固定。限制患者家属探视,避免情绪激动,以免颅内压骤然升高。

(2)保持呼吸道通畅:安置适当卧位,防止颈部过屈、过伸或扭曲;及时清除

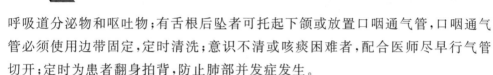

呼吸道分泌物和呕吐物;有舌根后坠者可托起下颌或放置口咽通气管,口咽通气管必须使用边带固定,定时清洗;意识不清或咳痰困难者,配合医师尽早行气管切开;定时为患者翻身拍背,防止肺部并发症发生。

(3)避免剧烈咳嗽:预防和及时治疗呼吸道感染。

(4)防止便秘:鼓励患者多食蔬菜和水果,促进肠蠕动;已发生便秘者切勿用力屏气排便,可用开塞露、缓泻剂或行低压小剂量灌肠,但禁忌高压灌肠。

(5)控制癫痫:任何部位的脑损伤均可引起癫痫,以大脑皮层运动区受损多见。早期癫痫发作的原因是颅内血肿、脑挫裂伤及蛛网膜下腔出血等,晚期癫痫发作主要由脑内瘢痕、脑萎缩、异物及感染等引起。

观察先兆:观察是否有癫痫发作的先兆,及时通知医师处理。

处理发作:癫痫发作时将患者头偏向一侧,迅速解开衣扣,以软物垫塞在上下齿之间,以防咬伤舌,遵医嘱立即给予地西泮缓慢静脉注射,并注意观察患者呼吸,防止呼吸抑制。吸氧并保持呼吸道通畅。

注意:肢体抽搐时保护大关节,切忌强行按压肢体,以防脱臼和骨折。使用床档保护患者,防止坠床。

预防:指导患者按时、按量服用抗癫痫药物;保持病房安静,减少对患者的刺激。

病情记录:详细记录发作过程,意识、瞳孔的变化,以及抽搐部位、持续时间和间隔时间等。

(6)躁动的处理:积极寻找引起躁动的原因,避免盲目使用镇静药。不可强制约束,以免患者挣扎使颅内压增高。

(二)手术治疗的护理

1.术前准备

协助做好术前检查;术前1日备皮、配血,术前晚常规禁食、禁水;急诊手术者应即刻禁饮、禁食;协助术前手术部位定位。

2.术后护理

(1)协助患者取合适体位。

全麻清醒前,去枕仰卧,头偏向一侧。意识清醒、血压平稳后抬高床头$15°\sim30°$。

幕上开颅者应卧向健侧,避免切口受压。

幕下开颅者早期头下垫一软枕,保持头、枕、肩在一条水平线上,防止颈部扭曲。

经口鼻蝶窦入路者取半卧位;后组脑神经受损、吞咽功能障碍者取侧卧位。

体积较大的肿瘤切除术后,因颅腔留有较大空隙,24～48 小时内手术部位应保持高位,以免突然翻动患者致大脑上静脉撕裂、硬脑膜下出血或脑干功能衰竭。

注意:搬动患者或翻身时,应有人扶持头部,使头颈成一直线,防止头颈部过度扭曲或震动。

(2)病情观察:持续多功能心电监测,密切观察患者的意识,生命体征,瞳孔变化及四肢的肌力。

(3)保持呼吸道通畅:及时清除呼吸道分泌物并给予氧气吸入,定时协助患者翻身、拍背,防止呕吐物误吸引起窒息和呼吸道感染。痰液黏稠不易排出者给予雾化吸入,必要时协助医师行支气管镜吸痰或气管切开,并做好气管切开的护理。

(4)补液与营养:意识清醒者术后无恶心、呕吐,可进流质饮食,进食前进行患者吞咽功能评估,第 2、3 日给半流质饮食,逐步过渡到普通饮食。有恶心、呕吐或消化道出血时,术后可禁食 1～2 日,给予静脉补液,成人补液量每天应控制在 1 500～2 000 mL。术后长期昏迷者,应做胃或空肠造瘘行肠内营养,必要时肠外营养辅助。

(5)引流管的护理:术后留置各种引流管,如脑室引流管、创腔引流管、硬脑膜外引流管、硬脑膜下引流管及脓腔引流管等。

脑室引流管的护理如下所述。

安置引流管:妥善固定引流管和引流瓶(袋),使引流管开口高于侧脑室平面10～15 cm,搬动患者时将引流管暂时夹闭,防止脑脊液逆流引起颅内感染。若引流管不慎脱出,不能自行安置,应立即通知医师处理。

控制引流速度和量:正常脑脊液每天分泌 400～500 mL,故早期应适当抬高引流瓶(袋)的位置,以减慢流速,每天引流量以不超过 500 mL 为宜,待颅内压力平衡后再降低引流瓶(袋)。颅内感染患者脑脊液分泌增多,引流量增加。

保持引流通畅:引流管不可折叠和受压,适当限制患者头部活动范围,头部活动和翻身时避免牵拉引流管。若引流管内不断有脑脊液流出,管内的液面随患者呼吸、脉搏上下波动,表明引流管通畅;若引流管内无脑脊液流出,应查明原因。引流不畅的原因:引流管过细,被凝血块、破碎脑组织堵塞;引流管放置过深,盘旋于创腔内;引流管的侧孔贴附于脑组织;或者脑组织水肿、颅内血肿,压迫包裹引流管或颅内压过低,应针对以上原因配合医师对症处理。

观察并记录脑脊液的颜色、量及性状:正常脑脊液无色、透明、无沉渣。术后1～2日脑脊液可略呈血性,以后转为橙黄色。若脑脊液中有大量血液、颜色逐渐加深,常提示脑室内出血;若脑脊液混浊呈毛玻璃状或有絮状物,提示有颅内感染。

拔管:一般放置3～4日,应尽早拔管。拔管前行CT检查,并试行抬高引流瓶(袋)或夹闭引流管24小时,若出现颅内压增高的临床表现,立即放低引流瓶(袋)或开放夹闭的引流管,并告知医师。拔管时应先夹闭引流管,以免管内液体逆流进入脑室内引起感染。

创腔引流管的护理如下所述。

颅内肿瘤术后,在残留创腔内放置引流管,引流手术残腔内的血性液体和气体,使残腔逐步闭合,减少局部积液或形成假性囊肿。

安置引流管,控制引流速度和量:术后早期引流瓶(袋)的高度与头部创腔保持一致,即可保证创腔内有一定压力,避免脑组织移位,并且创腔内暂时积聚的液体也可稀释渗血,防止形成血肿。术后48小时内不可随意放低引流瓶(袋),48小时后略放低引流袋,加快引流出创腔内的液体,使脑组织膨出,避免形成局部残腔。

保持引流通畅,观察并记录引流液的颜色、量及性状。

拔管:一般术后3～4日待血性脑脊液转清即可拔除引流管。

硬脑膜外引流管的护理如下所述。

开颅术后在颅骨与硬脑膜之间放置引流管,引流血性液体,防止形成硬脑膜外血肿。

安置引流管:引流管的高度与血肿腔处于同一水平或低于切口。

保持引流通畅,并观察、记录引流液的颜色、量及性状,硬脑膜外引流排液通常在术后6～12小时停止。

拔管:术后24～48小时可拔管。

硬脑膜下引流管的护理如下所述。

慢性硬脑膜下血肿行颅骨钻孔冲洗引流术,术后放置硬脑膜下引流管,利于冲洗和引流。

安置引流管:妥善固定引流管和引流瓶(袋),引流瓶(袋)应低于创腔30 cm。

保持引流通畅,观察并记录引流液的颜色、量及性状。

拔管:术后3日行CT检查,证实血肿消失后拔管。

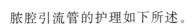

脓腔引流管的护理如下所述。

脑脓肿行脓肿穿刺术后放置脓腔引流管可引流脓液、腔内注药冲洗。

安置引流管：妥善固定引流管和引流瓶(袋)，引流管的开口放置在脓腔中心，引流瓶(袋)低于脓腔 30 cm。

保持引流通畅，观察并记录引流液的颜色、量及性状。

拔管：CT 检查证实脓腔闭合后可拔管。

(6)头痛护理：切口疼痛多发生于术后 24 小时内，给予一般止痛药物即可；颅内压增高引起头痛多发生在术后 2～4 日脑水肿高峰期，常为搏动性头痛，严重时有呕吐、烦躁不安、意识障碍、生命体征改变及肢体肌力下降。应遵医嘱给予脱水药、糖皮质激素等降低颅内压；血性脑脊液刺激脑膜引起头痛，应配合医师行腰椎穿刺引流血性脑脊液。头痛者可给予镇痛药，但应忌用吗啡或哌替啶等药物，以防止抑制呼吸中枢。

(三)术后并发症的观察与护理

1.颅内出血

观察：出血是术后最危险的并发症，多发生在术后 24～48 小时。大脑半球术后出血常有幕上血肿或小脑幕切迹疝的表现；颅后窝术后出血具有幕下血肿的特点，常有呼吸抑制甚至枕骨大孔疝征象；脑室内出血可有高热、抽搐、昏迷及生命体征紊乱。

护理：一旦发现患者有颅内出血迹象，应配合医师行 CT 检查，若幕上血肿量＞20 mL，幕下血肿量＞10 mL，应做好再次手术的准备。

2.感染

观察：包括切口感染、肺部感染、脑膜脑炎及泌尿系感染等。表现为术后3～4 日外科热消退后再次出现高热，或术后体温持续升高，伴头痛、呕吐、意识障碍，甚至出现谵妄和抽搐，脑膜刺激征阳性。

护理：预防感染的护理措施是严格遵循无菌原则，加强营养和基础护理，一旦出现感染，应遵医嘱使用抗菌药物。

3.上消化道出血

观察：手术可引起应激性胃黏膜糜烂、溃疡、出血。

护理：一旦发生，应遵医嘱给予禁食、持续胃肠减压、输液、输血、静脉注射止血药，必要时胃内注入止血药物。

4.中枢性高热

观察：下丘脑、脑干及上颈髓病变和损害致体温调节中枢功能紊乱，出现高热(达 40 ℃以上),偶有体温过低,多出现于术后 12~48 小时。

护理:一般物理降温效果差,可持续使用冰毯和冰帽降温,持续监测患者腋温;患者体温 38 ℃以下,停止使用冰毯和冰帽降温。

5.癫痫发作

观察:多发生在术后 2~4 日脑水肿高峰期,当脑水肿消退、脑循环改善后,癫痫常可自愈。

护理:对皮层运动区及其附近区域手术的患者,术前术后常规给予抗癫痫药物预防。

五、健康教育

(一)知识宣教

向患者和家属讲解颅内压增高的相关知识、原因及症状,指导患者避免颅内压增高因素,如便秘、剧烈咳嗽、发热、呼吸道梗阻及癫痫发作等。

(二)功能锻炼

术后遵医嘱坚持功能锻炼,以减少或减轻并发症和后遗症。

(三)预防癫痫

遵医嘱规律服用抗癫痫药物,不可随意停药或改变药物剂量。遵医嘱定期监测血药浓度,在医师指导下调整药物。

(四)按时复诊

遵医嘱按时复诊,行 CT 或 MRI 检查,若再次出现颅内压增高的症状或原有症状加重,应立即复诊。

六、护理评价

(1)患者头痛是否减轻,舒适感有无增强。

(2)患者脑组织是否获得正常血液灌注、未发生脑死亡。

(3)患者生命体征是否平稳,未出现脱水的症状和体征。

(4)患者是否发生脑疝,出现脑疝征象时能否被及时发现和处理。

第四节 脑 膜 瘤

脑膜瘤是起源于脑膜及脑膜间隙的衍生物。它们可能来自硬膜成纤维细胞和软脑膜细胞,但大部分来自蛛网膜细胞,也可以发生在任何含有蛛网膜成分的地方,约占颅内肿瘤的20%,良性居多,生长缓慢,多位于大脑半球矢状窦旁,邻近的颅骨有增生或被侵蚀的迹象。彻底切除,可预防复发。

一、病因

脑膜瘤的病因迄今不完全清楚,可能与一定的内环境改变和基因变异、颅脑外伤、放射性照射、病毒感染以及合并双侧听神经瘤等因素有关。

二、临床表现

(一)颅内压增高的症状和体征

头痛、呕吐和视盘水肿。

(二)局灶性症状和体征

不同部位脑膜瘤可产生不同定位症状和体征。

1.精神症状

精神症状常见于额叶脑膜瘤,表现为痴呆和个性改变。

2.癫痫发作

额叶脑膜瘤较易出现,其次以颞叶、顶叶脑膜瘤多见。可表现为全身阵挛性大发作或局限性发作。

3.感觉障碍

感觉障碍为顶叶脑膜瘤的常见症状,表现为两点辨别觉、实体觉及对侧肢体的位置觉障碍。

4.运动障碍

运动障碍表现为肿瘤对侧肢体肌力减弱或上运动神经元完全性瘫痪。

5.失语症

失语症见于优势大脑半球的脑膜瘤,可分为运动性失语、感觉性失语、混合性失语和命名性失语等。

6.视野损害

枕叶及颞叶深部脑膜瘤因累及视辐射,从而引起对侧同象限性视野缺损或对侧同向性偏盲。

三、治疗原则及要点

(1)手术切除:首选。

(2)注意术后再出血或脑水肿的发生。

(3)注意抗癫痫药物的应用,预防癫痫发作。

(4)控制感染。

(5)及早发现危象,配合治疗。

四、护理评估

(一)健康史

(1)患病及诊疗经过:有无诱因,既往诊断,治疗和护理经过,药物的种类、剂量及疗效。

(2)目前状况:了解患者疾病发生的急缓,有无癫痫、偏瘫、视野缺损、失语等症状。

(3)相关病史:询问患者有无家族病史,有无相关疾病。

(二)身体评估

(1)一般状态:评估患者的生命体征;患者的全身营养状态;有无其他嗜好等。

(2)专科评估:评估患者头痛的程度,有无癫痫、偏瘫、视野缺损、失语等障碍。

(三)辅助检查

CT、MRI 等检查,显示肿瘤的形态、大小、供血情况,有无囊性变,肿瘤与周围结构关系等。

(四)心理-社会评估

评估患者及家属的心理承受能力,对疾病发生、病程、预后及健康保健知识的了解程度。

五、护理措施

(一)一般护理

保持病房环境舒适、安静,避免强烈刺激,患者卧床时安置床档,保护患者安全。

(二)饮食护理

饮食宜清淡,多吃新鲜蔬菜、水果,适当进食鱼肉、鸡肉、蛋和奶制品,以保证足够蛋白质的摄入,如患者既往患有高血压,在饮食上还要控制食盐的摄入,一般每天以5g为宜。

(三)药物治疗与护理

遵医嘱按时、准确给予脱水、抗癫痫等药物治疗,以预防癫痫发作。

(四)病情观察

严密观察患者的头痛程度、持续时间、用药后是否缓解及缓解程度,同时严密监测生命体征,适时加强与患者的沟通,当患者头痛症状突然加重甚至出现恶心、呕吐、意识障碍等症状,同时伴有肢体运动障碍、失语、视力、视野等情况改变时,应考虑病情变化,及时通知医师。

(五)围术期护理

(1)严密观察病情变化,特别是患者头痛的程度、持续时间、用药后缓解程度,并严格监测生命体征,为病情变化提供动态信息。

(2)嘱患者卧床休息,床头抬高15°～30°,有利于颅内静脉回流,减轻脑水肿,保持呼吸道通畅,设床档保护,保持病房安静,减少刺激。

(3)配合医师积极治疗患者原有高血压病,定时监测血压。

(4)嘱患者放松心情,讲解疾病相关知识,消除患者顾虑。

(5)遵医嘱完成配血、皮试、剃头、留置导尿、术前指导等术前准备。

(六)术后并发症观察与处理

1.颅内出血

观察意识、瞳孔、血压及脉搏,尤其是血压的变化。观察临床症状改变,如视、听、运动等功能有逐渐下降趋势,提示可能有脑水肿或再出血。

2.颅内压增高

严密监测生命体征,特别是意识、瞳孔、血压,床头抬高15°～30°,有利于颅内静脉回流,减轻脑水肿。遵医嘱正确给予脱水药物治疗。

3.癫痫

保持病房舒适、安静,避免强烈刺激;患者卧床时给予安置床档保护;遵医嘱按时、准确给予抗癫痫药;癫痫发作时,要患者平卧,保持呼吸道通畅,松开衣领,头转向一侧,防止呼吸道分泌物流入气管引起呛咳、窒息,另外要保护好舌头,以免咬伤。

4.下肢深静脉血栓

注意下肢静脉血管的保护,提高静脉穿刺的技能,尽量避免下肢穿刺,正确穿着抗血栓弹力袜,保持肢体的功能位置,协助患者进行肢体主动、被动运动,在医师允许下,鼓励并协助患者早期下床活动。

六、健康指导

(1)伤口拆线后,如愈合良好,2周后可洗头,动作轻柔,避免抓破切口,应尽量少去公共场所,以防交叉感染。

(2)遵医嘱按时服用抗癫痫药,了解药物的不良反应,有效干预。

(3)合理膳食,饮食宜清淡,多吃新鲜蔬菜、水果,适当进食鱼肉、鸡肉、蛋和奶制品,以保证足够蛋白质的摄入,如患者既往患有高血压,在饮食上还要控制食盐的摄入,一般每天以5 g为宜。

(4)适度进行康复锻炼,要循序渐进,持之以恒,鼓励患者在日常生活中做力所能及的事情,不要指责患者,帮助其树立信心。

(5)生活规律,避免用脑过度。

(6)定期门诊随访,3个月或半年复查头颅 MRI、CT 等。如出现头痛、肢体运动障碍、语言障碍、癫痫发作等情况时及时随诊。

第五节　二尖瓣狭窄

二尖瓣狭窄是指二尖瓣瓣膜受损、瓣膜功能和结构异常所致的瓣口狭窄。发病率女性高于男性,在儿童和青年期发作风湿热后,往往在 20 岁以后才出现临床症状。

一、病因

本病主要由风湿热所致,目前以老年退化病变及先天性疾病为主。风湿热反复发作并侵及二尖瓣后,瓣膜交界处黏着融合,造成瓣口狭窄,瓣叶增厚、挛缩、变硬和钙化等,进一步加重瓣口狭窄,并限制瓣叶活动。

二、临床表现

(一)症状

因肺淤血和肺水肿而出现劳力性呼吸困难、咳嗽、咯血、端坐呼吸和夜间阵发性呼吸困难,还可出现心悸、头晕、乏力等心排血量不足的表现。

(二)体征

(1)视诊:二尖瓣面容,面颊和口唇轻度发绀,右心衰竭者可见颈静脉怒张、肝大、腹水和双下肢水肿。

(2)触诊:多数患者在心尖部能扪及舒张期震颤,右心室肥大者心前区可扪及收缩期抬举样搏动。

(3)听诊:心尖部第一心音亢进,舒张中期隆隆样杂音,在胸骨左缘第3、第4肋间可闻及二尖瓣开放拍击音,肺动脉高压和右心衰竭者第二心音亢进、轻度分裂。

三、护理评估

评估患者的身体状况。患者心电图呈现电轴右偏、P波增宽、呈双峰或电压增高,右束支传导阻滞或右心室肥大。病程长者常有心房颤动。X线片常见心房扩大。食管超声检查对检出左心房血栓的意义极大。

四、治疗

(一)非手术治疗

非手术治疗适用于无症状或心功能Ⅰ级的患者。注意休息,避免剧烈运动,控制钠盐摄入,并积极预防感染,定期(6～12个月)复查,呼吸困难者口服利尿剂,避免和控制诱发急性肺水肿的因素,如急性感染、贫血等。

(二)手术治疗

1.适应证

心功能Ⅱ级以上且瓣膜病变明显者,需择期手术。心功能Ⅳ级、急性肺水肿、大咯血、风湿热活动期和感染性心内膜炎等情况,原则上应积极内科治疗,病情改善后应尽早手术,如内科治疗无效,则应急诊手术,挽救生命。已出现心房颤动的患者,心功能进行性减退,易发生血栓栓塞,应尽早手术。

2.手术方法

经皮穿刺球囊导管二尖瓣交界扩张分离术:适用于单纯隔膜型和隔膜增厚型二尖瓣狭窄,瓣叶活动好、无钙化、无心房颤动以及左心房内无血栓者。

3.直视手术

在体外循环直视下行二尖瓣交界切开及瓣膜形成术。漏斗型者瓣膜重度纤维化、硬化、挛缩或钙化,病变严重、已无法形成修复,则需切除瓣膜,行二尖瓣置换术。临床上使用的人工瓣膜有机械瓣膜、生物瓣膜两大类。

五、护理措施

(一)术前护理

(1)限制患者活动量:促进休息,避免情绪激动。

(2)改善循环功能,纠正心力衰竭:注意观察心率和血压情况;吸氧,改善缺氧情况;限制液体摄入;遵医嘱应用强心、利尿、补钾药物。

(3)加强营养:指导患者进食高热量、高蛋白及维生素丰富的食物,以增强机体对手术的耐受力,限制钠盐摄入。低蛋白血症和贫血者,给予清蛋白、新鲜血输入。

(4)预防感染:指导患者戒烟;冬季注意保暖,预防呼吸道和肺部感染;保持口腔和皮肤卫生,避免黏膜和皮肤损伤;积极治疗感染灶,预防术后感染性心内膜炎的发生。

(5)心理护理:许多患者因缺乏疾病和手术相关知识,对疾病和手术产生不确定感、恐惧,导致失眠,甚至诱发高血压、心律失常等,护士要从语言、态度、行为上与患者建立信任关系,鼓励患者说出自己的感受和问题,介绍疾病和手术相关知识,使患者积极配合治疗和护理。

(二)术后护理

1.加强呼吸道管理

(1)对留有气管插管的患者,及时吸痰和湿化气道。

(2)气管插管拔除后定期协助患者翻身、拍背,指导其咳嗽、咳痰,保持气道通畅。

2.改善心功能和维持有效循环血容量

(1)加强病情观察:密切监测生命体征;观察尿量、外周血管充盈情况和中心静脉压等变化;监测心电图变化,警惕出现心律失常。

(2)补充血容量:记录每小时尿量和 24 小时液体出入量;排除肾功能因素影响。若尿量<1 mL/(kg·h),提示循环血容量不足,及时补液,必要时输血。但术后 24 小时出入量应基本呈负平衡,血红蛋白一般维持在 100 g/L 左右。

(3)遵医嘱应用强心、利尿、补钾药物:对服用洋地黄的患者,注意观察,若发现心率慢、胃肠道不适、黄绿视等表现,立即通知医师。

(4)控制输液速度和输液量:使用血管活性药时应用输液泵或注射泵控制输液速度和输液量。

3.抗凝治疗

机械瓣置换术后的患者,必须终身不间断抗凝治疗;置换生物瓣的患者需抗凝3～6个月。行瓣膜置换术的患者,术后24～48小时即给予华法林抗凝治疗,抗凝治疗效果以凝血酶原时间活动度国际标准比值(INR)保持在2.0～2.5为宜。定期抽血查看INR,调整华法林的剂量。

4.并发症的观察、预防和处理

(1)出血:①间断挤压引流管,观察并记录引流液的性状及量。若引流量持续2小时超过4 mL/(kg·h)或有较多血凝块,伴血压下降、脉搏增快、躁动、出冷汗等低血容量表现,考虑有活动性出血,及时报告医师,并积极准备再次开胸止血;②在服用华法林等抗凝药物期间,应密切观察患者有无牙龈出血、鼻出血、血尿等出血征象,重者可出现脑出血,出现异常及时通知医师处理。

(2)动脉栓塞:抗凝不足的表现。警惕患者有无突发晕厥、偏瘫或下肢厥冷、疼痛、皮肤苍白等血栓形成或肢体栓塞的现象。

六、健康指导

(1)疾病预防:注意个人及家庭卫生,减少细菌和病毒侵入。

(2)饮食指导:食用高蛋白、维生素丰富、低脂肪的食物,少食多餐,避免过量进食加重心脏负担。

(3)休息与活动:一般术后3～6个月,避免劳累,根据心功能恢复情况,进行适当的户外活动,并逐渐增加活动量。

(4)遵医嘱服药:遵医嘱服用强心、利尿、补钾及抗凝药物,并教会其观察药物的作用及不良反应。

(5)定期复查,术后半年内定期复查凝血酶原时间,根据结果遵医嘱调整用药。

第六节　胸主动脉瘤

各种病因导致主动脉壁扩张或膨出,达到正常管径1.5倍以上,即称为主动脉瘤。胸主动脉各部包括升主动脉、主动脉弓、降主动脉,均可发生主动脉瘤,称为胸主动脉瘤。常见病因为动脉粥样硬化、主动脉中层囊性坏死、创伤和感染等。患者早期多无症状,当胸主动脉瘤瘤体增大到一定程度,压迫或侵犯邻近器官和组织时出现胸痛、压迫症状、侵蚀症状和主动脉瘤破裂的表现。

主要的辅助检查包括 CT、MRI、主动脉造影、超声心动图和胸部 X 线等。

处理原则包括外科手术(主动脉瘤切除、人工血管重建或替换)、介入手术(置入支撑性人工血管)和杂交手术等。本节中仅介绍胸主动脉瘤的术前护理。

一、护理问题

(一)急性疼痛

急性疼痛与肋骨、胸骨、脊椎受动脉瘤侵蚀以及脊神经受压迫有关。

(二)恐惧

恐惧与病情凶险和对疾病预后的不确定有关。

(三)潜在并发症

出血、感染、动脉瘤破裂等。

二、护理措施

(一)病情监测

严密监测患者意识状态和生命体征;观察胸痛的发作情况;有无失血性休克和心脏压塞;有无呼吸困难和急性左心衰竭;有无肢体瘫痪;有无急腹症;有无少尿或无尿;有无气管、支气管、喉返神经、交感神经和膈肌等受压表现,如出现异常情况立即通知医师。

注意:因胸主动脉瘤随时有破裂的可能,应备好抢救器械和药品,加强巡视。

(二)控制血压和心率

降血压至能维持心、脑、肾功能的最低水平,控制心率,以防止心率过快及波动过大加重病情。

(三)疼痛管理

评估疼痛的位置、性质、持续时间和诱因,减少环境刺激,遵医嘱应用镇痛药物,观察患者疼痛缓解情况。嘱患者应用深呼吸、肌肉松弛、沉思和听音乐等技巧放松身心。

(四)保持安静状态

嘱患者绝对卧床休息,避免情绪激动,避免用力排便和剧烈咳嗽,必要时应用镇静剂。

(五)饮食

嘱患者进食高蛋白、高维生素和易消化食物,保持排便通畅。

(六)安全转移

尽早转移到有条件的医院进行手术治疗。

要点:①转运过程需医务人员全程陪同,严密观察病情变化。②患者制动,由医务人员进行搬运。③嘱患者情绪平稳。④随时做好抢救准备。⑤到达目的地后与接诊医务人员详细交代病情。

(七)心理护理

本病发病急,手术风险大,应加强与患者沟通,使患者积极面对手术。

第七节 肾动脉狭窄

肾动脉狭窄(renal artery stenosis,RAS)常由动脉粥样硬化及纤维肌发育不良及大动脉炎引起,并不是一种罕见疾病,肾动脉狭窄是导致继发性高血压最常见的原因之一。

一、解剖和生理

(一)肾的解剖

肾是实质性器官,位于腹腔后上部,脊椎两旁,左右各一。肾实质分为皮质和髓质两部分,皮质位于表层,富含血管,主要由肾小体和肾小管构成。髓质位于深部,血管较少,由 15～25 个肾椎体构成。椎体的底朝向皮质髓质交界,而顶部伸向肾窦,终止于肾乳头。在肾单位和集合管生成的尿液经集合管在肾乳头处开口进入肾小盏,再进入肾大盏和肾盂。最后经输尿管进入膀胱。肾盏、肾盂和输尿管内含有平滑肌,其收缩运动可将尿液驱向膀胱。在排尿时,膀胱内的尿液经尿道排出体外。

(二)肾功能

正常情况下,肾是维持血容量与血液成分的主要器官。因此,肾具有3种基本的生理功能:肾小球过滤、选择性的肾小管分泌和重吸收。

二、病因与发病机制

动脉粥样硬化、纤维肌发育不良(fibromuscular dysplasia,FMD)、大动脉炎(Takayasu arteritis,TA)为肾动脉狭窄的相对常见病因。其中动脉粥样硬化为最常见疾病,主要累及中大动脉,基本病变是动脉内膜的脂质沉积、内膜灶状性纤维化、粥样斑块形成,致血管壁变硬,管腔变窄,并引起一系列继发性病变。

肾动脉狭窄是引起肾血管性高血压(renal vascular hypertension,RVH)的重要原因。这是由于肾缺血刺激肾素分泌,体内肾素-血管紧张素-醛固酮系统活化,外周血管阻力增高和水、钠潴留,导致血压升高。这种状况持续下去会导致心血管系统的顺应性改变,造成慢性肾血管性高血压的持续性加重。

三、临床表现

肾动脉狭窄由动脉粥样硬化或大动脉炎引起者,常有肾外系统表现,前者可出现脑卒中、冠心病及外周动脉粥样硬化,后者可出现无脉病。

(一)肾血管性高血压

血压正常者(特别是年轻女性)出现高血压后即迅速进展;原有高血压的中、老年患者血压近期迅速恶化,舒张压明显升高。重症患者可出现恶性高血压[舒张压超过17.3 kPa(130 mmHg),眼底呈高血压呈3期或4期改变];如不应用抗肾素-血管紧张素-醛固酮系统的药物,高血压常难以控制。此外,约15%的本病患者因血浆醛固酮增多,可出现低钾血症。单侧肾动脉狭窄所致的肾血管性高血压,若长久不能受到良好控制,还能引起对侧肾损害(高血压肾硬化症)。

(二)缺血性肾脏病

缺血性肾脏病可伴或不伴肾血管性高血压。肾脏病变主要表现为肾功能缓慢进行性减退,由于肾小管对缺血敏感,故其功能减退常在先(出现夜尿多,尿比重及渗透压减低等远端肾小管浓缩功能障碍表现),然后肾小球功能才受损(患者肾小球滤过率下降,进而血肌酐增高)。尿改变常轻微(轻度蛋白尿,常<1 g/d,少量红细胞及管型)。后期肾脏体积缩小,且两肾大小常不对称(反映两侧肾动脉病变程度不等)。另外,部分肾动脉狭窄患者腹部或腰部可闻及血管杂音(高调、粗糙收缩期或双期杂音)。

四、辅助检查

(一)超声检查

RAS的超声诊断指标可分为形态学和血流动力学两大类。由于肾动脉位置较深,易受肥胖、肠气等因素的影响,二维超声常不能满意显示肾动脉,故形态学指标较少应用于临床。目前主要应用血流动力学指标分析诊断RAS,血流动力学指标又分为直接和间接指标。

1.直接指标

肾动脉杂色血流信号、肾动脉峰值流速、肾动脉舒张期末流速、肾动脉峰值流速与腹主动脉流速比值、肾动脉和段动脉峰值流速比值、肾动脉和叶间动脉峰值流速比值。

2.间接指标

间接指标是通过观察肾内叶间动脉或段动脉的流速曲线形态改变,并进行相关参数的测量来诊断肾动脉狭窄。间接指标包括流速曲线形态、峰值流速、收缩早期加速时间、收缩早期加速度、阻力指数和双侧肾脏阻力指数差值。在间接指标中,以收缩早期加速时间、收缩早期加速度和双侧肾脏阻力指数差值最为重要。

(二)放射性核素检查

分侧肾功能可以通过量化特意的放射性分子,如锝-99分子标记巯基乙酰三甘氨酸的吸收和排泄来衡量。如果吸收和排泄异常聚集在有肾动脉狭窄一侧的肾,则提示肾功能受损。高血压患者在从血管重建中受益后,一般肾图显示正常。此外,对于存在氮质血症的单侧RAS患者,对侧肾肾图通常和存在狭窄病变的肾图同样显示为异常。

(三)磁共振或螺旋

CT血管造影:肾动脉CTA是一种无创性检查方法,可以通过三维重建多方位地观察血管及血管周围情况,提供血管内外影像信息,显示血管与邻近结构的关系,以及血管本身的病变、管壁钙斑、血管畸形及肾脏病变等,可对RAS做出可靠而全面的评估。

(四)肾动脉血管造影

需经皮经腔插管做主动脉-肾动脉造影(以免遗漏肾动脉开口处粥样硬化斑病变)及选择性肾动脉造影,适用于非侵入性检查不能明确诊断而临床又高度怀疑肾动脉狭窄的患者,能准确显示肾动脉狭窄部位、范围、程度及侧支循环形成情况,是诊断"金指标"。

五、诊断

诊断肾动脉狭窄主要依靠超声检查、放射性核素检查、磁共振或螺旋 CT、肾动脉血管造影检查,前两项检查仅为初筛检查,后三项为主要检查手段,尤其肾动脉血管造影常被认为是诊断的"金指标"。

六、鉴别诊断

(1)嗜铬细胞瘤:患者的"面红"、血压迅速的变化和不稳定性,有时使人联想到嗜铬细胞瘤。但嗜铬细胞瘤发作时出现面色苍白、心慌、出汗等症状;组胺激发试验呈阳性反应,24 小时尿儿茶酚胺含量增高,CT 及腹部超声检查有助于诊断。

(2)肾血管性高血压可继发醛固酮增多并可出现低血钾,故需与以下疾病鉴别:①原发性醛固酮增多症;②肾小球旁细胞瘤。

(3)当发现两肾大小不对称时,需与以下疾病鉴别:①慢性肾盂肾炎;②创伤后肾瘢痕形成也可表现高血压及伤侧肾脏缩小;③先天性肾发育不全。

(4)肾下垂:下垂肾脏若牵拉肾蒂亦可致高血压,往往有腰痛及消化道功能紊乱症状。血尿亦属常见,采取平卧后症状可减轻或消失;立位及平卧位尿路造影或超声检查可见肾脏位置明显变化。

七、治疗

肾动脉狭窄的治疗目标包括两方面,一是有效控制血压,二是改善或延缓患侧肾功能损伤。具体方法有以下 4 种。

(一)药物治疗

积极控制血压适用于所有肾血管性高血压患者,虽然药物治疗不能阻止肾动脉狭窄进展,但能帮助控制高血压,改善症状。单侧肾动脉狭窄呈高肾素者,现常首选 ACEI 或 ARB,但是必须从小量开始,逐渐加量,以免血压下降过快过低。双侧肾动脉狭窄者应禁服上述药物。可选择的药物包括利尿药、β 受体阻滞剂、钙通道阻滞剂等。

(二)经皮腔内肾动脉成形术

经皮腔内肾动脉成形术(percutaneous transluminal renal angioplasty, PTRA),尤适用于纤维肌性发育不良患者。对于无临床症状但血流动力学改变明显的双侧或孤立肾动脉狭窄的患者,或单侧狭窄而肾功能进展性下降的患者,也可考虑行PTRA。FMD患者动脉狭窄病变通常位于肾动脉主干远侧段,因而非常适合行PTRA。

(三)安置支架

由于动脉粥样硬化及大动脉炎患者在单纯的扩张后易发生再狭窄而使治疗失败,故这些患者扩张术后应放置血管支架,同时需要积极控制基础疾病。绝大多数的病例通过PTRA治疗效果良好,压力梯度消失,而不需要支架植入。相对年轻的患者禁忌行支架植入。复杂的肾动脉狭窄病变一旦行支架植入会使病变更加难以处理,此类患者更适合开放手术治疗。

FMD患者肾动脉支架植入的适应证包括PTRA严重并发症(血管破裂、夹层等)、反复血管成形术后仍存在明显的肾动脉压力梯度或小肾动脉瘤。

(四)外科手术治疗

外科手术适用于肾动脉狭窄介入治疗无效、多分支狭窄或狭窄远端有动脉瘤形成等复杂肾动脉狭窄,年轻的纤维肌性发育不良患者也可以考虑手术治疗。手术方式包括血管重建、动脉内膜切除、自身肾移植等。如上述治疗无效的顽固性高血压患者,可行患肾切除术。

开放手术目前仅限用于治疗那些行PTRA后出现严重并发症且靠腔内技术无法处理者,如血栓形成、穿孔或夹层等。发生上述并发症时,多数情况可选择应用支架或覆膜支架。对具体治疗方法的选择要根据病变范围和当时的肾动脉血流情况而定。实施PTRA的医疗中心应具备能够熟练处理上述并发症的能力,对于特别复杂的FMD应该集中在这些医疗中心来治疗。当PTRA技术失败、狭窄血管段回缩、狭窄血管无法扩张或血管腔内治疗后再狭窄时,应考虑开放手术治疗。

1.主动脉-肾动脉旁路术

动脉粥样硬化病变多位于动脉起始段开口处,对此类病变的开放手术,血管吻合应超过病变部位吻合到正常血管壁。FMD病变多位于主干动脉的远侧,且经常合并有分支动脉狭窄,这些病变通常可通过原位手术技术来修复。多选择肋骨下横切口,根据对主动脉暴露的要求程度来选择腹膜外入路。大多数FMD患者可选择主动脉或髂动脉作为旁路的近端吻合部位,没有动脉粥样硬化病变那样的限制。

2.自体肾移植

FMD患者行自体肾移植治疗适用于以下情况:肾动脉开放手术失败后再次

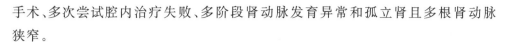

手术、多次尝试腔内治疗失败、多阶段肾动脉发育异常和孤立肾且多根肾动脉狭窄。

由于血管腔内技术的进步,自体肾脏移植及体内修复的适应证目前已有所改变。PTRA 治疗肾动脉分支狭窄的疗效满意。目前,FMD 患者很少需要手术治疗。需要手术治疗的患者中,很大一部分具有复杂病变,不仅在肾动脉的一级分支,而且在其二级分支广泛分布多阶段病变。此种情况下,就需要进行体外修复和自体肾移植,类似于同种异体肾移植那样将移植肾放入髂窝。

成人肾动脉 FMD 行开放手术的死亡率很低。其中尿路感染和术后肺炎是主要的非严重的并发症。肾动脉 FMD 行开放手术后早期闭塞率为 3.8% ～13.0%,自体静脉移植血管比自体动脉更容易闭塞。肾动脉管径较小时或血流量较小的肾动脉分支重建术后更容易发生闭塞。血管重建术中进行恰当的评估极其重要,以避免产生技术操作失误,导致移植血管血栓形成。如果术后短期内发生了肾区疼痛加重、尿量减少(由于应用甘露醇及缺血时间的不同,常导致尿量减少,较难评估)或血压急剧升高,要高度怀疑移植血管堵塞的可能。高质量的超声检查、常规的血管造影及目前常作为首选的 CTA 或磁共振血管成像(magnetic resonance angiography,MRA)检查有助于明确诊断。然而,有些患者发生移植血管闭塞时症状可以是轻微的。即使是移植血管闭塞发生数天之后,如果患肾肾实质能被造影剂强化,仍可考虑行血管重建术。因为血管常被扩大为卵圆形,所以远期再狭窄目前已不常见。FMD 患者在开放手术后再手术率是不同的,这取决于初次手术时病变的复杂程度及手术方式。再次手术治疗移植血管再狭窄更易发生纤维变性,所以通过血管腔内技术治疗再狭窄的效果更好。

八、护理评估

(一)术前评估

1.健康史

(1)一般状况:年龄、性别、婚姻、职业。

(2)既往史:了解患者是否有高血压、心脏病、慢性肾功能不全、糖尿病和高胆固醇血症,是否有长期大量吸烟史,是否有动脉炎、动脉粥样硬化及纤维肌性发育不良等病史。

2.身体状况

(1)症状:是否有顽固性高血压,恶性高血压或以前稳定的高血压突然恶化;是否有不明原因的肾衰竭而尿常规正常,特别是老年人;是否伴发周围血管病变,特别在大量吸烟的患者。

(2)体征:腹部、腰部是否可闻及血管杂音。

(3)辅助检查:了解超声检查、放射性核素检查、磁共振或螺旋 CT、肾动脉血管造影检查等结果。

3.心理-社会评估

(1)患者是否由于担心疾病的治疗和预后而感到紧张、恐惧。

(2)患者是否因长时间发病,工作及生活受到影响而感到焦虑不安和悲观失望。

(3)评估家庭成员能否提供足够的心理和经济支持。

(二)术后评估

(1)手术情况:了解麻醉方法和手术类型、范围、术中出血量。

(2)身体状况:评估患者生命体征、意识状态、血氧饱和度、血压状态、尿量、肾功能情况等。

九、常见护理问题

(一)焦虑

焦虑与患者对预后的担心有关。

(二)术后并发症

肾动脉再狭窄、血栓性闭塞、异位性栓塞及感染。

(三)知识缺乏

缺乏本病防治知识。

十、护理目标

(1)患者焦虑、恐惧状态缓解或减轻,积极配合治疗和护理。

(2)患者未出现肾动脉再狭窄、血栓性闭塞、异位性栓塞及感染等并发症。

(3)患者能正确叙述肾动脉狭窄的有关知识。

十一、护理措施

(一)心理护理

多数介入治疗的患者术前存在明显的焦虑情绪,与患者担心手术过程中的疼痛、手术的安全性以及手术效果有关,患者表现为焦虑、入睡困难,导致血压明显升高。在患者入院后,为患者及家属详细介绍该病的发病原因、治疗方式以及治疗目的,并向其告知成功治愈的病例,提高患者的认知程度以及治疗信心。由

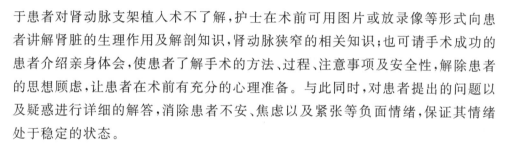

于患者对肾动脉支架植入术不了解,护士在术前可用图片或放录像等形式向患者讲解肾脏的生理作用及解剖知识,肾动脉狭窄的相关知识;也可请手术成功的患者介绍亲身体会,使患者了解手术的方法、过程、注意事项及安全性,解除患者的思想顾虑,让患者在术前有充分的心理准备。与此同时,对患者提出的问题以及疑惑进行详细的解答,消除患者不安、焦虑以及紧张等负面情绪,保证其情绪处于稳定的状态。

(二)术前护理

(1)完成各项实验室检查、心电图等。

(2)血压监测:观察血压及警惕高血压的并发症,肾性高血压需定时测血压,使用降压药前后、早、中、晚、睡前均需测血压。根据病情每天1次或2次测量四肢血压并做好记录,以便与术后血压相比较。对血压波动大、不稳定者、初次使用降压药者、调改降压药和使用强效降压药者,应据病情15~30分钟测量一次,并做好记录,以便及时发现血压变化,如血压骤降应及时报告医师。密切观察患者神志意识,若出现意识模糊、烦躁、头痛、恶心、呕吐、视物模糊、抽搐、血压急剧升高等症状时,提示高血压脑病和高血压危象,应及时通知医师及时处理。若出现呼吸困难、心率增快、咳粉红色泡沫痰、肺底湿鸣,应及时抢救左心衰竭并报告医师。手术当天应停用或减少降血压药物的用量,避免术后血压下降幅度过大或血压骤降引起不适。

(3)预防凝血:遵医嘱于术前2天或3天口服抗凝药物。

(4)术前1晚进食流质,术晨禁食、禁饮,照常服用降压药,以免血压升高而影响手术的安全性。同时测体温、心率、呼吸频率、血压,心电监护仪置床旁。术前30分钟遵医嘱肌内注射阿托品0.5 mg、苯巴比妥钠0.1 mg。

(三)术中护理

患者进入导管室后,应做好解释工作,告诉其如何与医护人员密切配合。患者取平卧位,连接心电监护导线,调好压力记录仪并校准零点,建立静脉通道。备好术中所需的药品和器械,严格无菌操作,防止感染。手术过程中观察患者的意识、呼吸、心电图和动脉血压的动态变化,记录肝素用量等各项指标,观察患者有无过敏症状,配合医师做好应急处理。

(四)术后护理

1.严密监测生命体征

患者回病房后进行24小时持续床旁心电、血氧、血压监护。

2.血压监测

血压变化是观察疗效的重要指标,术后急性低血压是常见而极危险的并发症。肾动脉扩张成功后,血压明显下降,再加上术前禁食、术中出血、术后排尿较多引起的血容量不足,如不及时调整用药,患者容易发生低血压,对于术前血压较高、年龄较大者,必须认真对照其基础血压及脉压,结合尿量,综合分析整体状况,准确判断早期低血压。

3.做好血尿观察和护理

在肾动脉扩张过程中,当球囊扩张狭窄的肾动脉时,易引起急性肾缺血,使肾小球滤过膜发生功能障碍,导致血尿。护士向患者解释出现血尿的有关原因,讲明这种由于急性可逆性缺血引起的血尿现象往往是一过性,不会导致肾小球的坏死或肾衰竭,以消除患者的顾虑。并鼓励患者多饮水,同时每天收集标本送检直至正常,了解血尿变化及肾功能。

4.术后穿刺部位的护理

患者返回病房后,予平卧位,穿刺侧肢体制动、伸直6～12小时,绷带加压包扎24小时,严密观察穿刺部位有无出血、渗血及肿胀。观察远端肢体动脉搏动是否均匀、有力,有无搏动消失;皮肤颜色有无发白或发绀;皮温是否正常,有无穿刺侧肢体皮肤冰冷;了解穿刺侧肢体的活动情况,有无功能障碍。发现异常情况后,及时报告医师,护士要保持情绪稳定,根据患者的不同情况,配合医师给予相应的处理。

5.水化治疗

术后通过最初1～2小时观察,判定尿量增加,肾功能改善后,需大量输液以尽快将造影剂排出体外;可嘱患者在6～8小时内酌情饮水1 000～2 000 mL,以促进注入体内的造影剂通过肾脏排泄,减少造影剂对机体的不良影响。因此,应保持尿管通畅,观察24小时尿量、尿色及性状。

(五)并发症的护理

1.注意观察和预防支架内血栓形成

术后支架内急性和亚急性血栓形成一般发生在24小时至30天,因此必须严密监护,观察是否有因栓塞、肾动脉痉挛导致肾梗死引起的血压升高、腰痛、血尿、少尿等,一旦出现上述症状或感觉不适,立即采取必要的措施,及时向医师汇报病情,必要时紧急溶栓治疗。还要观察有无腹痛,一旦出现腹痛,必须注意是否是由于手术引起的夹层动脉瘤形成,并给予及时处理。

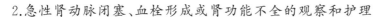

2.急性肾动脉闭塞、血栓形成或肾功能不全的观察和护理

患者在术后 6 小时内尿量少于 50 mL,通过复查肾功能,发现患者血肌酐、尿素氮较术前增高 3 倍,肾功能不全诊断成立。立即进行利尿及水化治疗后肾功能逐渐恢复。由于手术过程中的物理创伤及较大量造影剂的应用,对肾功能可产生不良刺激。因此,术后应密切观察尿素氮、尿酸及血肌酐的水平,并对相应指标有准确的认识,及时发现早期变化。

3.腹膜后血肿的护理

患者术后出现腰背部酸胀感,容易误认为是介入术后患者长时间卧床引起,患者心率偏快,肾区有叩痛。立即急诊复查血象,如发现血红蛋白进行性下降,高度怀疑腹膜后血肿。通过腹部血管 B 超及 CT 检查确诊。给予补液治疗,并动态观察血象变化。

4.尿路感染的护理

尿路感染是肾脏手术后常见的感染,防治尿路感染对于术后患者的恢复具有重要意义。为预防泌尿系统感染的发生,护理人员需严格遵守留置导尿管的无菌操作,选择大小适宜的导尿管,插管时需轻柔,以免损伤尿道黏膜,引起水肿、出血和继发感染。术后会阴部清洁是预防泌尿系统感染的关键措施,肾血管重建及肾移植术后给予碘伏棉球擦洗尿道口周围及会阴部,以保持清洁。应尽可能缩短导尿管的留置时间。尿管留置过程中必须妥善固定,防止扭曲折叠,保证管道畅通,同时需防止尿液反流,以免引起逆行感染。定期更换无菌引流袋,并用碘伏对导管接口部分进行消毒。尽量减少患者术后各种留置导管的打开次数,在治疗允许的条件下尽早拔掉多余导管,减少留置导管带来的感染。拔尿管后,鼓励患者多排尿,以避免因膀胱胀满和输尿管膨胀而影响吻合口愈合。此外,还应该定期检查尿常规,并定期做尿培养,及时发现和诊断尿路感染,对发热和尿路刺激症状明显者加用碳酸氢钠片碱化尿液,减轻尿路刺激症状。对尿路感染者,在及时治疗和护理的同时,也对其做好卫生健康教育工作,向患者讲解疾病的知识和尿路感染坚持治疗的重要性。

5.肺部感染的护理

早期及时抗细菌、抗真菌、抗病毒联合用药。切断医院内感染的传播途径,加强消毒隔离护理。术后严密观察患者生命体征,做好发热患者降温、翻身、拍背、排痰及雾化吸入,准确掌握病情和有关护理问题及患者的心理反应,运用正确的心理护理方法,使患者能积极主动配合治疗。检测血氧饱和度,根据缺氧程度予鼻导管或面罩吸氧。

十二、护理评价

通过治疗与护理,患者是否情绪稳定,能配合各项诊疗和护理;生命体征及血压控制平稳;术后并发症得到预防,或被及时发现和处理。患者及家属能正确叙述肾动脉狭窄的有关知识。

十三、健康指导

(1)向患者讲解积极控制血压、血糖、血脂等动脉粥样硬化危险因素及遵医嘱服药对预防再狭窄的重要性。

(2)向患者讲解调整生活方式的重要性,包括戒烟酒,劳逸结合,适当运动,改变不良饮食习惯。

(3)教会患者或家属测量血压并记录,嘱患者在术后1个月内监测血压,变化较大时及时就医,防止发生低血压。

(4)术后1个月、3个月、6个月及1年按时复诊。

(5)指导患者坚持服用阿司匹林等抗凝药3～6个月,服药期间需定期复查血常规,了解白细胞、血小板的情况。

(6)糖尿病患者监测血糖和糖化血红蛋白。

(7)必要时让家属与患者一同学习有关肾动脉狭窄的知识。

第八节 主髂动脉闭塞

主髂动脉闭塞(aortoiliac occlusive disease,AIOD)是指因动脉粥样硬化或血栓形成等原因导致的主动脉-髂动脉闭塞性疾病,是最常见的外周动脉闭塞性疾病。根据病情进展的快慢,可分为急性闭塞和慢性闭塞。

一、病因

目前主髂动脉粥样硬化性病变属于全身动脉粥样硬化病变的一部分,病因尚未明确,主要的危险因素包括吸烟、高血压、高脂血症、糖尿病、饮酒等。有研究显示这些高危因素与病因呈正相关或负相关性。

(一)吸烟

主动或被动吸烟是参与本病发生和发展的重要环节,下肢动脉粥样硬化性疾病发病率吸烟者为不吸烟者的 3 倍。烟碱能使血管收缩,烟草浸出液可致实验动物的动脉发生炎性病变。

(二)高血压

高血压是目前公认的心脑血管系统疾病及动脉粥样硬化性疾病的重要危险因素。高血压是促进动脉粥样硬化发生、发展的重要因子,而动脉因粥样硬化所致的狭窄又可引起继发性高血压。

(三)高脂血症

多种脂蛋白的升高可致血脂升高,尤其是低密度脂蛋白的升高。低密度脂蛋白是一种运载胆固醇进入外周组织细胞的脂蛋白颗粒,可被氧化成氧化低密度脂蛋白,当低密度脂蛋白,尤其是氧化修饰的低密度脂蛋白过量时,它携带的胆固醇便积存在动脉壁上,久了容易引起动脉粥样硬化。因此低密度脂蛋白被称为"坏的胆固醇"。

(四)糖尿病

血糖增高是动脉粥样硬化的重要危险因素之一。

(1)糖尿病患者高血糖、脂质代谢紊乱等可加重炎症反应,炎症反应的一些炎症因子可使血管内皮受损、血管壁通透性增高及血管平滑肌细胞增生,促进动脉粥样硬化斑块形成。

(2)糖尿病患者存在脂质代谢异常可导致血中载脂蛋白升高,载脂蛋白通过与纤溶蛋白结合,抑制纤溶系统,延缓血栓溶解,促进斑块形成及发展。

(3)糖尿病患者糖化血红蛋白水平升高,发生非酶糖基化反应,产生大量氧自由基并可形成糖基化终产物,进而影响血管壁功能和结构,促进粥样斑块形成。

(五)年龄

年龄与动脉粥样硬化之间亦存在明显的相关性,动脉粥样硬化性疾病发病率随年龄增长而增加,因为随着年龄增长,动脉壁弹力逐渐减弱,对血流压力的缓冲能力逐渐下降,血管内皮损伤后易引发动脉粥样硬化性斑块形成。

(六)性别

国内男性动脉粥样硬化性疾病的发病率高于女性,原因在于绝经前的女性雌激素水平明显高于男性,有研究表明雌激素对血管系统具有明确的保护作用,可以使低密度脂蛋白在血管壁的沉积减少,并可减少脂蛋白 A 在循环血液中的浓度。

(七)纤维蛋白原

纤维蛋白原是动脉粥样硬化的独立危险因素,是一种参与生理性止血过程的蛋白质,由肝脏分泌合成,纤维蛋白降解产物在血管壁沉积参与动脉粥样硬化斑块形成,因此积极控制纤维蛋白原的水平可以同时预防颈动脉粥样硬化斑块形成。

(八)血同型半胱氨酸

动脉粥样硬化程度与血同型半胱氨酸水平密切相关,有研究发现随动脉粥样硬化程度的增加,血同型半胱氨酸水平也明显升高,并引起和加速动脉粥样硬化改变。

二、临床表现

发病的急慢、病变的分布和范围,明显影响闭塞过程中的症状和自然病程。

(一)急性闭塞的特点

发病急骤、病情凶险、常出现典型的"5P"症状,截肢率高,如处理不及时,易发生严重并发症,如再灌注损伤,筋膜室综合征,电解质紊乱、酸碱平衡失调,多器官功能衰竭等,病死率可高达 30%～50%。

(二)慢性闭塞的特点

患者常有不同程度的间歇性跛行,通常涉及大腿、髋部或臀部肌肉,双下肢可同时出现症状,常常一侧肢体症状较严重,有时可能掩盖另一侧肢体的症状,30%～50%的男性患者发生不同程度的阳痿,病程晚期出现静息时缺血性疼痛或不同程度的缺血性组织坏死。

三、辅助检查

(一)实验室检查

1.血脂检查

血脂增高或高密度脂蛋白下降常提示有动脉粥样硬化性病变的可能,但血脂及高密度脂蛋白正常也不能排除其存在,故血总胆固醇、三酰甘油、β-脂蛋白以及高密度脂蛋白的测定对诊断仅有参考价值。

2.血糖、尿糖、血常规和血细胞比容测定

血糖、尿糖、血常规和血细胞比容测定的目的在于了解患者有无伴糖尿病、

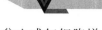

贫血或红细胞增多症。

(二)其他辅助检查

1.踝肱指数

踝肱指数(ankle brachial index,ABI)是血管外科最常用、最简单的一种检查方法,通过测量踝部胫后动脉或胫前动脉以及肱动脉的收缩压,得到踝部动脉压与肱动脉压之间的比。正常人休息时踝肱指数的范围为 0.9～1.3。异常结果:低于 0.8 预示着中度疾病,低于 0.5 预示着重度疾病。间歇性跛行的患者踝肱指数多在 0.35～0.9,而静息痛的患者踝肱指数常低于 0.4,一般认为这样的患者若不积极治疗将可能面临截肢的危险。当踝肱指数＞1.3 时则提示血管壁钙化以及血管失去收缩功能,同样也反映严重的周围血管疾病。

2.阴茎肱动脉压力指数

阴茎肱动脉压力指数为阴茎背动脉收缩压与肱动脉收缩压比值,是筛查阴茎动脉血流是否正常的常用检查方法。当患者存在勃起功能障碍时可行此项检查,当阴茎肱动脉压力指数＞0.75 时阴茎血流正常,阴茎肱动脉压力指数＜0.6 时提示阴茎动脉血流异常。

3.多普勒超声

将多普勒血流测定和 B 超实时成像有机结合,为目前首选的无创性检查手段,具有简便、无创、费用低的特点。超声检查诊断准确率高,可较清晰地显示斑块大小、位置,血管走行、狭窄程度,血流速度等。

4.磁共振血管成像

磁共振血管成像为无创性血管成像技术,流入性增强效应和相位效应是基本成像原理,可清晰地显示髂内动脉及其分支的三维形态和结构,并且能够进行血管影像的三维重建,对诊断动脉狭窄和制订进一步治疗方案极有帮助。

5.计算机体层血管成像

计算机体层血管成像(CTA)是在螺旋 CT 基础上发展起来的经血管注射造影剂的血管造影技术,受解剖及血流因素影响相对较小,当循环血流或靶血管内对比剂浓度达最高峰期间进行容积扫描,然后行后处理得出数字化立体影像。CTA 影像直观,可清楚地观察到血管走行,血管狭窄程度、斑块形成、溃疡、血管壁厚度、动脉粥样硬化程度。

6.数字减影血管造影

数字减影血管造影(digital subtraction angiography,DSA)一直是公认的当今诊断下肢动脉粥样硬化性狭窄的"金标准"。

四、诊断

急性主髂动脉闭塞的初步诊断主要靠症状和体征,根据急性病史,如突发双下肢疼痛、双下肢无脉、肢体苍白、感觉异常、肢体运动功能障碍等急性缺血症状,基本可以初步考虑急性主髂动脉闭塞。初步考虑该病后,为了进一步明确诊断,主要应从以下几点考虑:①考虑缺血的严重程度,判断肢体是否坏死。②主髂动脉急性血栓形成和主动脉骑跨血栓的鉴别。③了解患者既往是否有慢性下肢缺血性疾病,并判断此次患病是在原有慢性下肢缺血性疾病基础上的急性加重还是血栓栓塞造成的急性缺血。④是否伴有其他能引起该病的内科疾病。问诊过程应全面、仔细,根据患者有无间歇性跛行病史、有无房颤病史等,可以对诊断提供很大帮助。患者应常规行彩色多普勒超声检查,有助于判断造成堵塞的原因是栓子还是原位的血栓形成,但是并不应常规行动脉造影或 CTA 检查,因为此类患者多有肾脏损伤,碘造影剂会加重肾脏损伤,且动脉造影和 CTA 检查费时,可能因此错过最佳手术时机。

慢性主髂动脉闭塞主要是因动脉粥样硬化、大动脉炎或纤维肌发育不良等引起的慢性主髂动脉狭窄或闭塞以及在狭窄或闭塞基础上的血栓形成。临床症状主要为不同程度的间歇性跛行,疼痛常累及髋部、臀部或大腿肌群,双下肢可同时出现症状,但严重程度常有不同,常常一侧肢体缺血症状较另一侧严重,从而导致较轻一侧肢体的症状被掩盖,后期出现静息痛,如不进行临床干预,将出现不同程度的组织丧失。根据典型的症状体征,结合全面的询问病史,仔细的体格检查,一般很容易做出慢性主髂动脉闭塞的诊断。在一些动脉闭塞的患者中,腿部、臀部、髋部的疼痛,有时被错误地诊断为腰椎管狭窄或腰椎间盘突出引起的神经根刺激、脊柱或髋关节病变、糖尿病神经病变或其他神经肌肉病变。但是对于那些典型的沿坐骨神经分布的疼痛,出现或加重与体位有关,而不是行走一段距离后产生,休息后缓解(间歇性跛行),即可认为非动脉性疾病。

五、鉴别诊断

(一)腰椎管狭窄

腰椎管狭窄是多种原因所致的椎管、神经根管、椎间孔的狭窄,并使相应部位的脊髓、马尾神经或神经根受压的病变。主要表现是神经性间歇性跛行,疼痛多为腰骶部或臀部向小腿后外侧或足背、足底放射的疼痛,伴有麻木症状,伸展或弯曲腰部可使症状加重或缓解,与行走距离无关,下肢动脉搏动正常,可通过腰椎 CT 及磁共振进行鉴别。

(二)髋关节炎

髋关节炎是指由于髋关节面长期负重不均衡所致的关节软骨变性或骨质结构改变的一类骨关节炎性疾病。其主要表现为臀外侧、腹股沟等部位的疼痛(可放射至膝)、肿胀、关节积液、软骨磨损、骨质增生、关节变形、髋的内旋和伸直活动受限、不能行走甚至卧床不起等。内旋或外旋髋部可诱发或加重疼痛。可通过髋关节的 X 线、CT 等进行鉴别。

(三)多发性大动脉炎

多发性大动脉炎多见于年轻女性,主要侵犯主动脉及其分支的起始部,如颈动脉、锁骨下动脉、肾动脉等。病变引起动脉狭窄或阻塞,出现脑部、上肢或下肢缺血症状。临床表现有记忆力减退、头痛、眩晕、晕厥,患肢发凉、麻木、酸胀、乏力、间歇性跛行,但无下肢静息痛及坏疽,动脉搏动可减弱或消失,血压降低或测不出。肾动脉狭窄即出现肾性高血压,如合并双侧锁骨下动脉狭窄,可有上肢低血压,下肢高血压;胸腹主动脉狭窄,产生上肢高血压,下肢低血压。在动脉狭窄附近有收缩期杂音。病变活动期有发热和血沉增快等现象。根据患者的发病年龄及症状、体征、动脉造影等,较易与动脉粥样硬化闭塞相鉴别。

六、治疗

(一)非手术治疗

一般慢性动脉闭塞患者均须经过一段时间的非手术治疗,有助于限制病变的发展,建立侧支循环。主要措施:禁烟、减轻体重、控制高血压、治疗糖尿病和纠正异常血脂水平,有规律地活动下肢,注意足部局部护理特别重要,因为足趾损伤和感染常常是坏疽和截肢的突发原因。虽然有许多可选择的药物,其中血管扩张药物疗效较显著,如前列地尔、西洛他唑等,但可能仅对 25% 间歇性跛行患者有效。经过适当的非手术治疗,一些患者症状可自发性改善,然而大多数患者的症状都将缓慢地发展,最终需要行血管重建手术。

(二)手术治疗

(1)急性闭塞治疗:确诊为急性闭塞后,必须采取积极的治疗措施,应尽可能争取早期施行取栓术。主要方法:Fogarty 球囊导管取栓术或导管吸栓、溶栓术。另外,还需辅以抗凝、镇痛、扩血管等综合治疗。

(2)慢性闭塞治疗:根据外周动脉疾病管理指南,B 级病变建议采用腔内介入治疗,C 级、D 级病变包括长段和多节段的狭窄和闭塞性病变建议采用开放性手术治疗。当患者出现影响生活工作的间歇性跛行症状甚至出现静息痛、肢体缺失等症状,结合患者病史及辅助检查确诊为主髂动脉病变后,常需手术治疗。

(3)腔内介入治疗:血管腔内介入手术技术经十几年的发展,日渐成熟,其具有微创、安全、操作简便、恢复快、患者易于接受等优点,3 年通畅率可达 90% 左右,已成为公认的治疗动脉闭塞性疾病的首选方法之一。主要适用于病变较为局限的Ⅰ型和部分Ⅱ型病例,而Ⅲ型病例成功率低。较适合腔内介入治疗的主髂动脉病变:①短段(<2 cm)没有钙化的狭窄。②中等长度(2~5 cm)无钙化的不复杂狭窄,短段(<2 cm)有钙化的狭窄。③长段(5~10 cm)的单纯狭窄,中等长度有钙化的狭窄或闭塞。如长段(>5 cm)的复杂狭窄,>10 cm 的狭窄或闭塞,导丝难以通过,易形成夹层或破裂等则须行开放手术。

血管腔内治疗新技术包括低温冷凝成形术、切割球囊、激光辅助血管成形术、应用药物涂层球囊和药物洗脱支架、自体骨髓干细胞移植、基因疗法、血管内超声消融等。

术后治疗。①抗凝治疗:围术期继续应用普通肝素静脉泵入抗凝治疗,根据活化部分凝血活酶时间来调节静脉肝素的用量,维持活化部分凝血活酶时间在 60~80 秒,以防止治疗部位术后继发血栓形成。根据病变程度及手术情况,出院时给予口服华法林短期抗凝治疗(1~6 个月)或长期口服抗血小板药物(阿司匹林及氢氯吡格雷)治疗。②扩血管药物治疗:包括应用前列腺素 E_1、贝前列素钠等扩张血管,改善患肢血运治疗。③术后检查:于出院前、术后 6~12 个月及此后每年行 CTA 和 ABI 测定,复查腹部及下肢动脉,以了解腹主动脉及髂动脉通畅情况。

七、护理评估

全面了解患者情况,年龄、性别、病史长短,是否有肢体破溃、坏疽、相关并发症,患者全身情况,尤其是心、肝、肾、肺功能及脑供血情况等。糖尿病患者手术前控制血糖;注意血细胞比容、血小板计数、凝血酶原时间等指标。

八、护理问题

(1)疼痛:与患肢缺血有关。

(2)焦虑:与患肢麻木,运动障碍有关。

(3)组织灌注量改变:与动脉闭塞所致远端肢体血运不足有关。

(4)皮肤完整受损的危险。

(5)知识缺乏:缺乏本病的预防知识。

(6)活动无耐力。

(7)潜在并发症:出血、感染、继发性血栓等并发症。

九、护理目标

(1)患肢疼痛程度减轻。

(2)患者焦虑,悲观情绪减轻。

(3)患者患肢血运有所改善。

(4)患者皮肤无破损。

(5)患者能正确描述本病的预防知识。

(6)患者活动耐力逐渐增加。

(7)患者并发症能得到预防,及时发现和处理。

十、护理措施

(一)术前护理

1.心理护理

手术是患者治疗的重要手段,手术治疗会给患者生理、心理造成不同的影响。针对患者对手术高度紧张、恐惧、焦虑、担忧等心理状态,我们应不断地启发患者自述,观察各种心理反应,根据患者的心理状态和情绪变化,制定相应的护理目标并实施护理措施,解除和减轻患者的恐惧心理,消除各种心理压力,增强其心理适应能力,使患者以良好的心态主动配合手术和护理。

2.患肢护理

(1)注意患肢保暖,严禁冷热敷:冷敷引起血管收缩,不利于解除痉挛和建立侧支循环;热敷促进组织代谢,增加耗氧量,加重缺血,对严重缺血的组织无益,而且还易发生皮肤烫伤。

(2)患肢运动:指导患者以舒适的步伐行走,出现症状后休息,症状消失后再走,如此反复,避免赤脚走路,一天行走时间是1小时左右。

(3)患足护理:动脉闭塞性疾病患者多存在肢体末梢的血运障碍和缺血性营养障碍,如皮肤干燥、脱屑、趾甲畸形、变脆等,进一步发展可造成溃疡和坏疽。其护理内容如下:①每天用温水洗脚,用毛巾轻轻擦干,不可用力摩擦、揉搓皮肤;②保持皮肤干燥、滋润,穿棉袜及透气性能良好的松软鞋子,保持鞋袜干爽、洁净,足部可涂凡士林保持滋润;③保护足部免受损伤,注意足部保暖,严禁冷热敷;④保持适当的体育锻炼,以促进侧支循环形成;⑤肢端慢性溃疡和坏疽的术前准备,对于干性坏疽可用3%硼酸或消炎液湿敷,分泌物减少后改成生理盐水换药,每天1～2次,待创面感染控制、肉芽新鲜后方能手术。

3.术前准备

(1)术前完善相关检查,除常规外科术前检查外,必须进行动脉CT或动脉造影。评估心脑血管事件风险的检查包括经颅多普勒超声、颈动脉超声、心脏彩超、动脉血气分析、肺功能及常规检查。对心脏功能进行心脏危险程度改良评分。

(2)术前嘱患者绝对戒烟,术前3天训练患者深呼吸及有效咳嗽。

(3)术前一晚避免进食产气食物,术前禁食12小时、禁饮6小时,并在床旁放置温馨提示卡,必要时需术前一晚肥皂水灌肠3次,送手术室前放置胃管,以避免胃肠胀气影响手术野暴露而增加手术难度。

(4)患有糖尿病及高血压者,应有效控制血糖、血压。围术期需使空腹血糖控制在8.0 mmol/L以下,餐后2小时血糖控制在10.0 mmol/L以下。

(5)重视肾功能的评估,注意血肌酐指标。对于肾功能不全患者,术前采用5％葡萄糖生理盐水水化。

(6)备皮:术前提醒患者沐浴,注意脐部清洁。备皮应在手术当日晨起时进行,需动作轻柔,避免局部皮肤损伤。

(二)术中护理

1.患肢制动

患者取平卧位,保持静脉通畅,密切观察患者的疼痛情况。球囊扩张病变血管的过程中,患者往往因疼痛剧烈而出现被动性下肢活动,影响治疗过程。此时护士对患者进行心理安慰,转移其对疼痛的注意力。当患者疼痛难忍、不能配合手术治疗时,用绷带固定,尽量保持患肢位置不动。因疼痛而致血压升高,可遵医嘱给予硝苯地平10 mg舌下含服,并密切观察血压变化。若血压仍保持在较高水平,遵医嘱给予乌拉地尔12.5 mg静脉滴注,控制血压。

2.密切观察生命体征

顺行穿刺球囊扩张术中的常见并发症是迷走神经反射,多发生在顺行穿刺和拔除鞘管压迫止血过程中,患者表现为心率、血压骤降,意识不清等。在穿刺过程中如心率突然下降至30～40次/分,血压降至(9.3～6.7)/(5.3～4.0)kPa〔(70～50)/(40～30)mmHg〕,迅速遵医嘱给予阿托品0.5 mg静脉推注以提高心率,多巴胺20 mg静脉滴注升高血压。护士应严密监测患者心率及血压的恢复情况。当出现恶心、呕吐等药物不良反应时,协助患者头偏向一侧,以防窒息。

(三)术后护理

1.一般护理

介入治疗术后平卧,穿刺点加压包扎,穿刺侧下肢平伸制动24小时,沙袋压迫6小时后取下,因为压迫时间过短会导致局部出血,过长则因过度压迫股静脉而造成深静脉血栓形成。同时卧床期间鼓励患者早期行肌肉收缩和舒张的交替运动,如足背屈及屈踝和屈膝活动,以借助腓肠肌群收缩挤压的"肌泵"作用,促进小腿深静脉血液回流,防止血栓形成。防止髋关节屈曲,指导患者咳嗽时用手按压伤口处,以免增加穿刺口压力。

严密观察穿刺部位有无出血或皮下血肿,观察穿刺侧下肢皮肤颜色、温度及足背动脉搏动情况,若出现足背动脉搏动减弱、皮温低或穿刺点出血,应立即通知医师及时处理。开放性手术后应肢体平放,人工血管过膝的手术,禁忌过分屈膝,多取膝关节半屈曲位,为了减少吻合口的张力,应逐渐活动肢体关节,不可伸直过度,以防吻合口裂伤。由于手术创伤及术后抗凝药物的应用,创面渗血、渗液至深筋膜间隙,容易发生深筋膜综合征。因此应严密观察患肢有无肿胀、疼痛等。一旦发现立即通知医师,给予及时切开减压。

注意局部的卫生,防止人工血管感染,术后严密监测体温及血象变化。如果术后7天仍有体温居高不下,白细胞计数增多,伴切口渗液等,说明有人工血管感染迹象,应及时通知医师,给予妥善处理。

2.严密监测生命体征

术后24~48小时严密监测生命体征的变化,特别是合并心肺功能不全者,尤其要严密监测血压并控制血压,维持血压稳定。对术前心功能较差、心排血量偏低者,应严格控制输液总量及输液速度,当患者出现异常时,应遵医嘱及时予以镇静、强心、利尿、扩血管治疗。合并糖尿病的患者,严密监测并有效控制血糖。

3.观察治疗前后下肢缺血改善情况

术后严密观察肢端的血液循环,包括足趾的颜色、温度,及足背、胫后动脉搏动情况,必要时用多普勒检查胫后、胫前及足背动脉血流信号变化,若发现肢端青紫、发凉、疼痛、动脉搏动消失等,警惕急性动脉血栓形成或严重缺血再灌注损伤的发生。疼痛剧烈时遵医嘱适当给予镇痛药,以免引起动脉痉挛。若出现患肢剧烈疼痛、麻木、苍白、皮肤温度降低、动脉搏动减弱或消失,应警惕有无动脉血栓形成的可能。

4.下肢过度灌注综合征

闭塞的下肢动脉再通后,肢体远端会出现再灌注损伤,表现为下肢疼痛、肿胀、皮色紫暗、皮温降低、远端动脉搏动减弱或消失。术后应密切观察患者有无该症状及体征,可给予止痛、脱水、局部外敷硫酸镁治疗,及时消除患肢水肿、改善局部血供,使脉搏、皮温及皮色恢复正常。

5.移植物感染

注意观察患者体温、白细胞计数、中性粒细胞分数,观察穿刺区域是否存在疼痛、发红等局部感染表现。对造影剂肾病的发生率不同报道差别较大,非高危人群一般为 5% 左右,高危人群可达 20%～30% 甚至更高。

6.在进行腔内治疗时,应进行充分评估

对于血肌酐高于正常者,不宜进行 CTA 检查或腔内治疗;对于原来存在肾功能损害、高血压、糖尿病、心力衰竭等高危患者,应尽量减少造影剂用量,术前、术后常规给予水化治疗;若术后肾功能恶化严重,应及时进行血液透析治疗。人工血管转流术后可能出现吻合口出血、假性动脉瘤形成、血栓形成、人工血管感染等并发症。①吻合口出血、假性动脉瘤形成:吻合口出血多发生在术后 24 小时内,需密切观察患者的生命体征,伤口敷料颜色,引流管内引流液的量、颜色。吻合口假性动脉瘤是动脉重建术后一个较远期的并发症,术后应密切观察吻合口有无搏动肿块,听诊有无血管收缩性杂音,应高度警惕吻合口假性动脉瘤形成,监测下肢循环情况可及时了解人造血管通畅情况。②血栓形成:手术前行血管造影,以了解病变血管远端通畅情况;术中操作轻柔仔细,避免不必要的血管损伤及内膜斑块脱落;提高吻合技术;少输或不输库存血;术后给予正确体位;合理应用抗凝药物;鼓励患者进行床上肌肉收缩活动及早期离床锻炼。③感染:感染可引起血管移植失败,吻合口闭塞或破裂出血,切口不愈合,局部脓肿形成甚至败血症。术前预防性应用抗生素,做好皮肤准备,术中严格无菌操作,彻底止血,避免创口渗血或积液;术后保持刀口敷料清洁、干燥,做好空气、物品的消毒工作以防止交叉感染,应用抗生素 5 天,密切观察病情。术中严格无菌操作是预防人造血管感染的关键,术前、术中、术后合理应用抗生素有助于预防人造血管感染和切口感染,并在术后注意观察患者体温变化,注意有无发热及切口局部红、肿、热、痛等感染症状,术后 72 小时内体温升高常为手术反应,如体温过高或术后 4～6 天体温仍升高,应警惕感染的可能性,加强抗感染措施。

7.功能锻炼

正确指导功能锻炼,提高患者术后生活质量。由于久坐和不运动,严重动脉缺血的患者可造成患肢失用性肌肉萎缩,而许多患者又通过屈膝、屈髋来缓解疼痛,久之易导致关节僵直及膝、髋关节屈曲性挛缩。虽然术后患肢血运很快恢复,但如不及时进行正确的功能锻炼,则难以使患肢恢复正常运动功能。术后针对个体的特殊情况,制订并指导实施适宜的肢体锻炼,能减轻残障,提高患者术后生活质量。

8.抗凝治疗护理

术后常规应用抗凝药物治疗,可有效地防止动脉血栓形成。护理中应注意给药及时准确,向患者解释术后使用抗凝溶栓药物的必要性及可能出现的不良反应,以取得患者及家属的配合。用药期间严密监测凝血指标,并根据凝血指标及观察结果随时调整用药量。密切观察患者皮肤、黏膜、牙龈有无出血,穿刺处有无渗血,同时要注意抗凝药物的使用时间,术后首次使用抗凝剂的时间和剂量,严格遵医嘱用药。药物治疗过程中,应严密观察患者有无出血倾向,例如有无皮肤瘀斑、牙龈出血、尿血等。

十一、护理评价

(1)患肢疼痛程度有无减轻。

(2)患者焦虑,悲观程度有无减轻,情绪是否稳定,能否积极配合各项治疗和护理。

(3)患者患肢血运良好。

(4)皮肤有无破损,有无溃疡与感染发生,如发生能否得到及时发现和处理。

(5)患者能正确描述本病的预防知识。

(6)患者活动耐力有无增加,逐步增加活动量后有无明显不适。

(7)并发症得到有效控制。

十二、健康指导

(一)活动指导

根据患者病情严重程度决定活动量,促使下肢侧支循环建立,但要逐渐增加活动量,避免过度活动,同时膝关节不可过度弯曲,术前患肢缺血时间较长或缺血较重者,术后可能会出现不同程度的患肢肿胀,一般约2个月逐渐消退。

(二)饮食生活指导

帮助患者了解吸烟对肢体及生命的威胁,使患者有足够的能力抵制香烟的诱惑;而高浓度乙醇对血管内皮细胞有一定的刺激和损伤,故需戒烟、酒。老年人消化功能差,所以应给予高蛋白、高维生素、低脂肪、低糖、易消化的清淡饮食。复合维生素 B 可维持血管平滑肌弹性,但维生素 K 会影响抗凝药物的效果,应定量食用。嘱患者切勿赤脚走路,避免外伤,鞋子必须合适,女性患者不要穿高跟鞋,避免压迫。穿纯棉或羊毛制的袜子,每天勤换,预防真菌感染。

(三)用药指导

护士应指导患者药物的服用时间、剂量和方法,说明药物不良反应,如华法林、阿司匹林等。

(四)心理指导

保持心情舒畅,避免焦虑,注意劳逸结合,同时告知患者及家属有关下肢动脉闭塞的知识,使之能更好地配合术后长期治疗和自我护理。

(五)出院指导

每周适当锻炼下肢多于 3 次,每次至少 30 分钟,避免过劳、外伤,戒烟、酒,给予低盐、低脂肪、低糖、高蛋白、富含维生素的清淡饮食,多食蔬菜、水果,保持大便通畅。继续治疗基础疾病,控制血压＜18.7/12.0 kPa(140/90 mmHg);空腹血糖控制在 3.6～6.1 mmol/L,餐后 2 小时血糖＜7.8 mmol/L。继续服用盐酸氯吡格雷、阿司匹林肠溶片及他汀类药物,定期复查凝血酶原时间、血脂、血糖等。若皮肤、牙龈等有出血倾向,应及时来院复诊。保持心情舒畅,注意劳逸结合。出院后第 1 个月、3 个月、6 个月来院复查,进行下肢 ABI 检查,半年后行CTA 检查下肢血管通畅情况。

第九节 肠 瘘

肠瘘是指肠管与其他脏器、体腔或体表之间出现病理性通道,造成肠内容物流出肠腔,进入其他脏器、体腔或体外,引起严重感染、体液丢失、营养不良及器官功能障碍等一系列病理生理改变,是腹部外科常见的重症疾病之一。肠瘘的常见原因有腹部手术、创伤、腹腔或肠道感染及腹腔内脏器或肠道的恶性病变等,临床表现可因瘘管的部位及其所处的病理阶段不同而有所差异。处理原则:非手术治疗包括纠正水、电解质紊乱和酸碱失衡,给予营养支持,控制感染,穿刺置管引流,封堵瘘管等。手术治疗适用于管状瘘已上皮化或瘢痕化、唇状瘘伴有

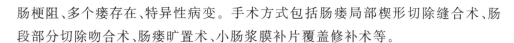

肠梗阻、多个瘘存在、特异性病变。手术方式包括肠瘘局部楔形切除缝合术、肠段部分切除吻合术、肠瘘旷置术、小肠浆膜补片覆盖修补术等。

一、护理问题

(一)体液不足

体液不足与禁食、消化液大量漏出有关。

(二)营养失调

营养失调与消化液大量丢失、炎症或创伤引起的机体高消耗状态有关。

(三)皮肤完整性受损

皮肤完整性受损与消化液腐蚀瘘口周围皮肤有关。

(四)潜在并发症

出血、腹腔感染、粘连性肠梗阻。

二、护理措施

(一)非手术治疗的护理

1.维持体液及营养平衡

(1)补液:根据患者生命体征、精神状态、皮肤弹性、出入量、血电解质及血气分析结果,及时调整输液量、电解质种类及补充量。

(2)营养支持:发病初期停止经口进食,可通过中心静脉置管给予全胃肠外营养。待漏出液减少、肠功能恢复,逐渐恢复肠内营养,可通过鼻肠管或空肠营养管给予要素饮食,但应注意逐渐增加灌注量及速度。

2.控制感染

(1)体位:取低半坐卧位,可使漏出液积聚于盆腔,减少毒素吸收,有利于引流及呼吸。

(2)遵医嘱合理应用抗菌药物。

3.腹腔冲洗的护理

行腹腔冲洗并持续负压吸引者,应注意以下几个方面。

(1)引流管的放置:引流管的顶端应放置在肠壁内口附近,但不可放入肠腔内,妥善固定并覆盖引流管。

(2)正确调节负压:一般情况下负压保持在 10.0～20.0 kPa(75～150 mmHg),且应根据肠液黏稠度、每天排出量调整,避免负压过大致肠黏膜吸附于管壁引起损伤、出血,或负压过小导致引流不充分。

(3)调节灌洗液的量和速度:灌洗液常用等渗盐水,温度宜保持在30～40 ℃。灌洗量取决于引流液的量和性状,一般每天灌洗量为2 000～4 000 mL,速度为40～60滴/分。如引流量多且较黏稠,可适当加大灌洗液的量和速度;当瘘管形成,肠液漏出减少后,灌洗量可相应减少。

(4)保持引流通畅:妥善固定引流管,避免管道受压、打折、扭曲或脱落;及时清除双套管内凝血块、坏死组织等,并定时挤压引流管,防止堵塞。

(5)观察和记录:观察并记录引流液的颜色、性质及量,并减去灌洗量,以计算每天肠液排出量;灌洗过程中密切观察患者有无畏寒、心慌、气急、面色苍白等,如出现应立即停止灌洗并及时处理。

注意:若冲洗量大于引流量,常提示吸引不畅。

4.堵塞瘘管的护理

(1)外堵法:适用于经过充分引流、冲洗,已形成完整且管径较直的瘘管。可用有盲端的橡胶管或塑料管、医用黏合胶等方法将瘘管堵塞,使肠液不外溢,瘘口自行愈合。使用外堵法后,护士应注意观察外堵物是否合适,肠液是否继续外溢,瘘口周围组织有无红肿,患者有无主诉局部疼痛以及生命体征有无变化等。

(2)内堵法:适用于须手术才能治愈的唇状瘘和瘘管短且口径大的瘘。可用乳胶片或硅胶片放入肠腔内等方法将瘘口堵住,使肠液不外溢,瘘口自行愈合。使用内堵法后,应注意观察有无因堵片损伤周围组织而致炎症;堵片位置、质地、弹性是否合适,肠液是否继续外溢;瘘口周围组织有无红肿;听取患者的主诉并观察腹部体征,如有腹部疼痛、恶心、呕吐、腹胀、肠鸣音亢进等,需怀疑是否因堵片位置不合适引起机械性肠梗阻,应及时予以处理。

5.瘘口周围皮肤护理

由于漏出的肠液具有较强的腐蚀性,常导致瘘口周围皮肤糜烂、出血,故须保持有效、充分的腹腔引流,以减少肠液漏出。此外还应及时清除漏出的肠液,清洁皮肤后可涂抹复方氧化锌软膏、皮肤保护粉等保护瘘口周围皮肤,保持清洁、干燥。如局部皮肤糜烂,可用红外线或超短波理疗。

6.心理护理

肠瘘多发生于术后,病程较长,且初期全身和局部症状严重,患者易产生焦虑或悲观情绪。应加强护患沟通,关心、体贴患者,详细向患者及家属解释疾病发生、发展、治疗方法及预后等。并可向其介绍愈合良好的康复患者,通过经验交流,消除其心理顾虑,树立战胜疾病的信心。

（二）手术治疗的护理

1. 术前护理

协助做好术前检查和准备,同时还应做好以下工作。

（1）肠道准备:术前 2 日进食少渣的半流质食物,术前 1 日进无渣的流质饮食;术前 3 日起每天生理盐水灌洗瘘口 1 次,术晨从肛门或瘘管清洁灌肠。

（2）皮肤准备:清除瘘口周围皮肤的污垢及油膏残迹,保持皮肤清洁。

（3）口腔护理:观察口腔黏膜情况,每天生理盐水或漱口液漱口 2 次。

2. 术后护理

（1）病情观察:密切观察患者的生命体征、伤口敷料及引流液情况;观察伤口局部有无红、肿、痛等感染征象;观察有无持续高热、腹痛、恶心、呕吐、腹胀、腹部压痛、腹肌紧张等腹腔内感染的征象;有无因肠道远端不通畅、功能失调、胃肠减压不充分或营养状况欠佳等发生再次瘘,临床可能有"先胀后瘘"的表现。

（2）体位:术后 6 小时若血压、心率平稳,可取半卧位。

（3）管道护理:肠瘘术后留置多根引流管道,如胃管、导尿管、腹腔负压引流管等,应分别标识清楚、妥善固定,防止管道受压、打折或扭曲,避免脱出;更换引流装置时注意无菌操作,保证连接紧密;负压引流管根据引流情况及时调整负压大小;观察并记录引流液的颜色、性状及量。

（4）饮食:为避免再次发生肠瘘,可适当延长禁食时间,禁食期间给予全胃肠外营养。

（三）术后并发症观察及护理

1. 术后出血

观察:严密监测生命体征,观察切口渗液、渗血情况以及引流液的颜色、性状及量。如短时间内引流管引流出大量鲜红色液体或切口渗血,应警惕出血可能。

护理:如有出血及时通知医师,遵医嘱补液、应用止血药物、输血等。

2. 腹腔感染

观察:密切观察有无腹部疼痛、腹胀、恶心、呕吐等不适,腹部有无压痛、反跳痛、腹肌紧张等腹膜刺激征表现以及生命体征变化,及早发现感染征象。

护理:一旦发现,积极配合医师处理。包括应用抗菌药物,保持引流通畅等。

三、健康教育

(一)饮食指导

恢复进食时宜给予低脂、适量蛋白质、高碳水化合物饮食,随着肠道代偿功能的建立,可逐步增加蛋白质及脂肪的摄入。食物应细、烂、清淡、少渣,逐渐增加摄入量。

(二)保持皮肤清洁、干燥

肠液漏出应及时清除,清洁皮肤后可涂抹复方氧化锌软膏、皮肤保护粉等保护瘘口周围皮肤。

(三)自我观察

指导患者和家属监测病情,定期门诊随访,如出现腹痛、呕吐、腹胀及停止排气排便等,应及时就诊。

四、关键点

(1)肠瘘导致大量消化液的丢失,须警惕水、电解质失衡。

(2)做好瘘口周围皮肤护理,预防皮肤糜烂、出血、感染。适合使用造口袋者,可用造口袋收集肠液。

第六章

妇产科常见病护理

第一节 子宫颈炎

子宫颈炎是指子宫颈发生的急性、慢性炎症,是妇科常见疾病之一,包括宫颈阴道部炎症及宫颈管黏膜炎症。临床上分为急性子宫颈炎和慢性子宫颈炎。临床多见的子宫颈炎是急性子宫颈管黏膜炎,若急性子宫颈炎未经及时诊治或病原体持续存在,可导致慢性子宫颈炎症。

一、病因及发病机制

(1)由于宫颈管黏膜上皮为单层柱状上皮,抗感染能力较差,当遇到多种病原体侵袭、物理化学因素刺激、机械性子宫颈损伤、子宫颈异物等,引起子宫颈局部充血、水肿,上皮变性、坏死,黏膜、黏膜下组织、腺体周围大量中性粒细胞浸润,或子宫颈间质内有大量淋巴细胞、浆细胞等慢性炎症细胞浸润,可伴有子宫颈腺上皮及间质增生和鳞状上皮化生。因子宫颈阴道部鳞状上皮与阴道鳞状上皮相延续,亦可由阴道炎症引起宫颈阴道部炎症。

(2)病原体种类:①性传播疾病的病原体主要是淋病奈瑟菌及沙眼衣原体。②内源性病原体与细菌性阴道病病原体、生殖道支原体感染有关。

二、临床表现

(一)症状

1.急性子宫颈炎

阴道分泌物增多,呈黏液脓性,阴道分泌物的刺激可引起外阴瘙痒及灼热感;可出现月经间期出血、性交后出血等症状;常伴有尿道症状,如尿急、尿频、尿痛。

2.慢性子宫颈炎

患者多无症状,少数患者可有阴道分泌物增多、呈淡黄色或脓性,偶有接触性出血、月经间期出血,偶有分泌物刺激引起外阴瘙痒或不适。

(二)体征

1.急性子宫颈炎

检查见脓性或黏液性分泌物从子宫颈管流出;用棉拭子擦拭子宫颈管时,容易诱发子宫颈管内出血。

2.慢性子宫颈炎

检查可见宫颈呈糜烂样改变,或有黄色分泌物覆盖子宫颈口或从宫颈管流出,也可见子宫颈息肉或子宫颈肥大。

三、辅助检查

(一)实验室检查

分泌物涂片做革兰染色,每高倍视野中性粒细胞>30 个;阴道分泌物湿片检查每高倍视野白细胞>10 个;做淋病奈瑟菌及沙眼衣原体检测,以明确病原体。

(二)宫腔镜检查

镜下可见血管充血,宫颈黏膜及黏膜下组织、腺体周围大量中性粒细胞浸润,腺腔内可见脓性分泌物。

(三)宫颈细胞学检查

宫颈刮片、宫颈管吸片,与宫颈上皮瘤样病变或早期宫颈癌相鉴别。

(四)阴道镜及活组织检查

必要时进行阴道镜及活组织检查,以明确诊断。

四、治疗

(1)急性宫颈炎:主要为抗生素药物治疗。可根据不同情况采用经验性抗生素治疗及针对病原体的抗生素治疗。

(2)慢性宫颈炎:不同病变采用不同治疗方法。以局部治疗为主,方法有物理治疗、药物治疗、手术治疗。对表现为糜烂样改变者,若为无症状的生理性柱状上皮异位,无需处理。

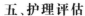

五、护理评估

(一)健康史

(1)一般资料:年龄、月经史、婚育史,是否处在妊娠期。

(2)既往疾病史:详细了解有无阴道炎、性传播疾病及子宫颈炎症病史,包括发病时间、病程经过、治疗方法及效果。

(3)既往手术史:详细询问分娩手术史,了解阴道分娩时有无宫颈裂伤;是否做过妇科阴道手术操作及有无宫颈损伤、感染史。

(4)个人生活史:了解个人卫生习惯,分析可能的感染途径。

(二)心理-社会评估

(1)对健康问题的感受:是否存在因无明显症状,而不重视或延误治疗的情况。

(2)对疾病的反应:是否因病变在宫颈,又涉及生殖器官与性,而不愿及时就诊;或因阴道分泌物增多引起不适;或治疗效果不明显而烦躁不安;或遇有白带带血或接触性出血时,担心疾病的严重程度,疑有癌变而恐惧、焦虑。

(3)家庭、社会及经济状况:家人对患者是否关心;家庭经济状况及是否有医疗保险。

六、护理措施

(一)一般护理

病房整洁、安静,保持床单位清洁、舒适,注意室内空气流通,避免交叉感染;测量生命体征,定期巡视病房,细致观察病情变化及治疗反应等,发现异常及时报告医师,做好护理记录和书面交班,危重患者床边交班。

(二)症状护理

1.阴道分泌物增多

观察阴道分泌物颜色、性状、气味及量,选择合适的药液进行阴道冲洗。滴虫性阴道炎、细菌性阴道病及萎缩性阴道炎,选1%乳酸液或0.1%～0.5%醋酸液,增加阴道酸度;阴道假丝酵母病选碱性溶液。在不清楚阴道炎的种类时,不可滥用冲洗液,指导患者勤换会阴垫及内裤,保持外阴清洁、干燥。

2.外阴瘙痒与灼痛

嘱患者尽量避免搔抓,防止外阴部皮肤破损,炎症急性期减少活动,避免摩擦外阴。

(三)用药护理

药物治疗主要用于急性子宫颈炎。

(1)遵医嘱用药,选择合适的用药方法及时间。

经验性抗生素治疗:在未获得病原体检测结果前,采用针对衣原体的经验性抗生素治疗,阿奇霉素 1 g,单次顿服,或多西环素 100 mg,每天 2 次,连服 7 天。

针对病原体的抗生素治疗:临床上除选用抗淋病奈瑟菌的药物外,同时应用抗衣原体感染的药物。对于单纯急性淋病奈瑟菌性子宫颈炎,常用药物有头孢菌素,如头孢曲松钠 250 mg 单次肌内注射,或头孢克肟 400 mg 单次口服等;对沙眼衣原体所致子宫颈炎,治疗药物有四环素类,如多西环素 100 mg,每天2 次,连服 7 天。

(2)用药观察:注意观察药物的不良反应,若出现不良反应,立即停药并通知医师。

(3)用药注意事项:注意药物的半衰期及有效作用时间;注意药物的配伍禁忌;抗生素应现配现用。

(4)用药指导:若病原体为沙眼衣原体及淋病奈瑟菌,应对性伴侣进行相应的检查和治疗。

(四)物理治疗及手术治疗的护理

(1)慢性子宫颈炎:应根据不同病变采用不同的治疗方法。

宫颈糜烂样改变:若为无症状的生理性柱状上皮异位,无需处理;对伴有分泌物增多、乳头状增生或接触性出血,可给予局部物理治疗,包括激光、冷冻、微波等,也可以给予中药作为物理治疗前后的辅助治疗。

慢性子宫颈黏膜炎:针对病因给予治疗,若病原体不清可试用物理治疗,方法同上。

子宫颈息肉:配合医师行息肉摘除术。

子宫颈肥大:一般无需治疗。

(2)物理治疗的护理操作及配合,按照设备使用说明书及操作规程进行。

(3)物理治疗后应详细向患者说明注意事项。

(五)心理护理

(1)加强疾病知识宣传,引导患者正确认识疾病,及时就诊,接受规范治疗。

(2)向患者解释疾病与健康的问题,鼓励患者表达自己的想法。对病程长、迁延不愈的患者,给予关心和耐心解说,告知疾病的过程及防治措施;对病理检查发现宫颈上皮有异常增生的病例,告知通过密切监测,坚持治疗,可阻断癌变途径,以缓解焦虑心理,增加治疗的信心。

(3)与家属沟通,让其多关心患者,支持患者,坚持治疗,促进康复。

七、健康指导

(1)向患者讲解子宫颈炎的疾病知识,告知及时就诊和规范治疗的重要性。

(2)个人卫生指导:嘱患者保持外阴清洁,每天清洗外阴 2 次,养成良好的卫生习惯,尤其是经期、孕产期及产褥期卫生,避免感染发生。

(3)随访指导:告知患者,物理治疗后有分泌物增多,甚至有多量水样排液,在术后 1～2 周脱痂时可有少量出血,是创面愈合的过程,不必应诊;如出血量多于月经量则需到医院就诊处理;在物理治疗后 2 个月内禁止性生活、盆浴和阴道冲洗;治疗后经过 2 个月经周期,于月经干净后 3～7 天来院复查,评价治疗效果,效果欠佳者可进行第二次治疗。

第二节　异常子宫出血

正常妇女的月经周期为 24～35 天,经期持续 2～7 天,平均失血量为 20～60 mL。与正常月经的周期频率、规律性、经期长度、经期出血量任何一项不符合的、源自子宫腔的出血均属异常子宫出血。异常子宫出血的范围比较大,既包括器质性疾病所致的异常子宫出血,也包括功能失调性子宫出血。本节所述异常子宫出血限定于育龄期非妊娠妇女,因此需排除妊娠和产褥期相关的出血,也不包含青春发育前和绝经后出血。

一、一般护理

(一)大出血患者的护理

(1)病情观察:观察并记录患者的生命体征、出入量、血红蛋白含量,嘱患者保留出血期间使用的会阴垫及内裤,以便更准确地估测出血量。

(2)休息:出血量较多者,督促其卧床休息,避免过度疲劳和剧烈运动。做好给氧、输液及输血准备。

(3)贫血处理:贫血严重者,遵医嘱做好止血、配血、输血措施,做好手术止血

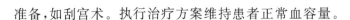

准备,如刮宫术。执行治疗方案维持患者正常血容量。

(二)预防感染

(1)禁止使用未经严格消毒的器械或手套进入阴道做检查或治疗操作。

(2)严密观察与感染有关的征象,如体温、脉搏、子宫体压痛等,监测白细胞、中性粒细胞计数和分类,做好会阴部护理,保持局部清洁。如有感染迹象,及时报告医师,并遵医嘱进行抗生素治疗。

(三)心理护理

减轻患者不安心理,讲明病情,让患者了解此疾病为可治之症,进行精神鼓励,使患者积极配合治疗。月经调节受多种因素影响,因此要同家属取得联系,使其了解真实的病情,取得支持和理解。

二、药物治疗

对排卵障碍或子宫内膜局部异常所致的异常子宫出血,一般首选性激素类药物治疗。

(1)向患者说明激素治疗的原理和注意事项,按时、按量正确服用性激素,保持药物在血中的稳定水平,不能随意停服和漏服。

(2)用大量雌激素口服治疗时,部分患者可能引起恶心、呕吐、头昏、乏力等不良反应,故宜在睡前服用。严重者同时加服维生素 B_6、甲氧氯普胺或镇静剂。长期用药者,需注意监测肝功能。

(3)在使用促排卵药物治疗时,应嘱患者坚持测基础体温,以监测排卵情况。

(4)药物减量需遵医嘱,在血止后才能开始,每 3 天减量 1 次,每次减量不得超过原剂量的 1/3,直至维持量。

(5)维持量服用时间,通常按停药后发生撤退性出血的时间与患者上一次行经时间相应考虑。

(6)指导患者在治疗期间如出现不规则阴道流血应及时就诊。

三、手术护理

对药物治疗效果不佳或不宜用药、无生育要求的患者,特别是不易随访的年龄较大者及子宫内膜病理为癌前病变或癌变者,应考虑手术治疗。对手术患者可执行妇科手术前后一般护理常规。

四、健康指导

(1)保持会阴清洁卫生,勤换洗会阴垫和内裤,排便后应冲洗外阴;出血及治疗期间禁止盆浴和性生活,可淋浴或擦浴。

(2)多食高蛋白、高纤维素等营养丰富及含铁量高的食物,如猪肝、鸡蛋、红枣、绿叶菜等。

(3)按医嘱准确用药,在口服抗生素与激素类药物出现不良反应时,应及时就诊。

第三节　多囊卵巢综合征

多囊卵巢综合征(polycystic ovarian syndrome,PCOS)是最常见的妇科内分泌疾病之一。以雄激素过高的临床或生化表现、持续无排卵、卵巢多囊样改变为特征,常伴有胰岛素抵抗和肥胖。

一、发病机制

发病机制可能涉及下丘脑-垂体-卵巢轴调节功能异常;胰岛素抵抗和高胰岛素血症;肾上腺内分泌功能异常。

二、临床表现

(1)症状:①月经失调;②不孕。

(2)体征:①多毛、痤疮;②肥胖;③黑棘皮症。

三、诊断

(一)危险因素

多囊卵巢综合征患者常有 2 型糖尿病、高血压、肥胖、早发冠心病、性毛过多及 PCOS 阳性家族史等危险因素。

(二)临床特征

1.长期无排卵

患者表现为月经失调和不育,月经稀发或闭经,偶见功能性出血。多发生在青春期,为初潮后不规则月经的继续。有时可偶发排卵。

2.高雄激素征象

患者表现为多毛、痤疮,极少数有男性化征象。多毛以性毛为主,如阴毛的分布常延及肛周、腹股沟或上伸至腹中线。尚有上唇细须或乳晕周围有长毛出现等。

3.代谢失调

代谢失调表现为肥胖,40%～60%的患者体质指数(BMI)≥25,肥胖的发生与 PCOS 的发生、发展存在相关促进作用,肥胖患者的胰岛素抵抗及高胰岛素血症促进 PCOS 的发展。

4.远期并发症

(1)肿瘤:持续的、无周期的、相对偏高的雌激素水平对子宫内膜的刺激,又无孕激素的抵抗,使子宫内膜癌和乳腺癌发病率增加。

(2)心血管疾病:血脂代谢紊乱易引起动脉粥样硬化,导致冠心病、高血压等。

(3)糖尿病:胰岛素抵抗状态和高胰岛素血症、肥胖,易发展为隐性糖尿病或糖尿病。

(三)实验室检查

(1)雄激素升高:血睾酮(T)和雄烯二酮(A_2)水平增高。尿 17-酮类固醇正常或增高,正常时提示雄激素来源于卵巢,升高时提示肾上腺功能亢进。

(2)黄体生成素(luteinizing hormone,LH)与卵泡刺激素(follicle-stimulating hormone,FSH)失常:PCOS 患者 FSH 正常或低水平,LH 则偏高,形成 LH/FSH>2,多见于无肥胖的 PCOS 患者。

(3)雌二醇(E_2)水平衡定不变,往往相当于中卵泡期水平,无排卵前后升高现象。

(4)催乳素(PRL)升高:10%～30%PCOS 患者有轻度高催乳素血症。

(5)代谢并发症筛查。①胰岛素水平升高及胰岛素抵抗(insulin resistance,IR):IR 指外周靶组织对胰岛素敏感性和生物利用率降低,使正常水平胰岛素不能发挥正常生化效应的状态。IR 反馈性促进胰腺 β 细胞胰岛素分泌增加,引起代偿性高胰岛素血症。特别是肥胖患者,行葡萄糖耐量试验时,血胰岛素反应高亢。如代偿失败则引起 2 型糖尿病。②血脂异常:PCOS 患者常合并血脂异常,需进行空腹血脂(三酰甘油、高密度脂蛋白胆固醇、低密度脂蛋白胆固醇)测定。

(四)卵巢形态异常

1.妇科检查

有时可扪及双侧卵巢比正常大 1～3 倍,包膜厚,较坚韧。

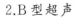

2.B 型超声

多囊性卵巢(PCO)诊断标准:一侧或双侧卵巢中直径 2～9 mm 的卵泡≥12 个和/或卵巢体积≥10 mL,主要分布在卵巢皮质的周边,间质增多,使卵巢声像呈"轮辐状"。该类卵巢可称为多囊卵巢。但多囊性卵巢并非多囊卵巢综合征所特有。

超声检查前应停用口服避孕药至少 1 个月,在月经规则患者中应选择在月经周期第 3～5 天检查。稀发排卵患者若有卵泡直径>10 mm 或有黄体出现,应在下个周期进行复查。无性生活者,可选择经直肠超声检查,其他患者选择经阴道超声检查。

3.腹腔镜

腹腔镜见卵巢形态饱满,包膜厚,有时可见其下有毛细血管网,表面可见多个凸出的囊状卵泡,无成熟卵泡、血体、黄体。28%～40%患者卵巢大小正常。

(五)辅助检查

1.基础体温测定

基础体温测定表现为单相,月经后半周期体温无升高。

2.诊断性刮宫

于月经前 3 天或月经来潮 6 小时内行诊断性刮宫,子宫内膜为增生期或增生过长,无分泌期改变。有的表现为非典型增生或子宫内膜腺癌。

(六)诊断标准

由于 PCOS 是具有高度多态性、发病原因不明、病理生理复杂的内分泌、代谢紊乱的综合征,不同的患者有不同的临床表现,因而对其诊断标准仍有不同意见。2003 年欧洲人类生殖协会和美国生殖医学协会共同推荐的诊断标准为:①临床出现持续无排卵或偶发排卵;②临床和/或生化指标提示存在高雄激素血症,并排除其他可能导致高雄激素的因素;③卵巢呈多囊样改变;④符合上述 3 项中的 2 项排除其他疾病者可诊断 PCOS。

2011 年我国卫生部提出了针对中国人群的 PCOS 的"中国诊断标准",该标准第一次提出"疑似 PCOS"的概念。标准提出,月经稀发、闭经或不规则子宫出血是诊断的必需条件。另外,再符合下列 2 项中的 1 项,即可诊断为疑似 PCOS:①高雄激素的临床表现或高雄激素血症;②超声表现为 PCO。具备上述疑似 PCOS诊断条件后还必须逐一排除其他可能引起高雄激素的疾病和引起排卵异常的疾病,如甲状腺功能异常、高泌乳素血症、肾上腺功能异常或肿瘤相关疾病及卵巢功能减退等,才能确定 PCOS。

四、治疗

对肥胖型多囊卵巢综合征患者,应控制饮食和适量运动以降低体质量和缩小腰围。以调整月经周期、降低血雄激素水平、改善胰岛素抵抗以及有生育要求者促排卵为主,兼以调整生活方式,控制体质量。

五、护理评估

(一)健康史

详细询问患者月经史,包括初潮年龄、月经周期、经期、经量等情况,询问患者及其家族的既往疾病史,了解患者生育史、血压、体质量、饮食、运动状况等。

(二)心理-社会评估

(1)多毛、痤疮等高雄激素的临床表现和肥胖,可能导致自我形象紊乱和自卑。

(2)不孕患者担心家人不理解,影响家庭关系。

六、护理措施

(一)症状护理

(1)月经失调者需定期合理应用药物调整月经周期。

(2)肥胖者应控制饮食和增加运动以降低体重、缩小腰围,可增加胰岛素敏感性,降低胰岛素、睾酮水平,从而恢复排卵及生育功能。

(二)用药护理

遵医嘱合理正确使用药物。

1.调整月经周期

(1)避孕药:雌孕激素联合周期疗法常用口服短效避孕药,周期性服用,疗程一般为 3～6 个月,可重复使用,能有效抑制毛发生长和治疗痤疮。口服避孕药不宜用于有血栓性疾病、心脑血管疾病及 40 岁以上吸烟的女性。青春期女孩应用口服避孕药前,应做好充分的知情同意。服药初期可能出现食欲缺乏、恶心、呕吐、乏力、头晕、乳房胀痛等反应,一般不需特殊处理。

(2)孕激素:后半周期疗法,适用于无严重高雄激素症状和代谢紊乱的患者。于月经周期后半期(第 16～25 天)口服地屈孕酮片 10 mg,每天 1 次,共 10 天,或肌内注射黄体酮 20 mg,每天 1 次,共 5 天。

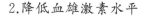

2.降低血雄激素水平

(1)复方醋酸环丙孕酮:高雄激素血症治疗首选药物。从自然月经或撤退出血第1~5天服用,每天1片,连续服用21天。停药后约5天开始撤退性出血,出血第1~5天重新开始用药。至少3~6个月。告知患者停药后高雄激素症状将恢复。

(2)糖皮质激素:适用于雄激素过多为肾上腺来源或肾上腺和卵巢混合来源者,常用药物为地塞米松,每晚0.25 mg口服,剂量不宜超过每天0.5 mg,以免过度抑制垂体-肾上腺轴功能。

3.改善胰岛素抵抗

改善胰岛素抵抗可采用二甲双胍,常用剂量为每次口服500 mg,每天2~3次,3~6个月复诊,了解月经和排卵情况,复查血胰岛素。二甲双胍常见不良反应是胃肠道反应,餐中用药可减轻反应。严重的不良反应是可能发生肾功能损害和乳酸性酸中毒,需定期复查肾功能。

4.诱发排卵

氯米芬为一线促排卵药物,从自然月经或撤退出血第1~5天开始口服,每天1次,每次50 mg,共5天。如无排卵,遵医嘱可增加剂量。氯米芬抵抗患者可给予二线促排卵药物,如促性腺激素等。诱发排卵时易发生卵巢过度刺激综合征,需严密监测。

(三)心理护理

(1)告知患者坚持治疗的重要性,多毛、痤疮、肥胖等症状会逐步缓解或消除,纠正自我形象紊乱,增强自尊心。

(2)告知患者通过规范治疗,有可能受孕,同时和家属沟通,希望家人给予患者理解和鼓励,保持家庭关系和睦。

七、健康指导

(1)为患者讲解疾病知识以及生活方式的调整对疾病的影响,无论是否有生育要求,均应控制饮食、加强身体锻炼、控制体重、戒烟、戒酒,避免抽烟喝酒影响自身内分泌。

(2)指导患者饮食应以低脂、高蛋白为主,少食用动物脂肪,鼓励食用新鲜低糖水果、蔬菜和粗粮,避免辛辣刺激的食物。

(3)说明遵医嘱合理用药的重要性,详细讲解药物的作用、不良反应及具体用药方法。

（4）多囊卵巢综合征常发病于青春期和生育期，以无排卵、不孕和肥胖、多毛等临床表现为主；中老年则出现因长期代谢障碍导致高血压、糖尿病、心血管疾病等，还可能增加子宫内膜癌、乳腺癌的发病率，因此要指导患者坚持长期正规的治疗，以减少远期合并症的发生。

第四节　子宫肌瘤

子宫肌瘤是女性生殖系统常见的良性肿瘤，常见于 30～50 岁妇女。确切病因尚未明了，可能与女性性激素长期刺激相关。多无明显症状，仅在体检时偶然发现，症状与肌瘤部位、有无变性相关。常见症状：经量增多及经期延长、下腹包块、白带增多、压迫症状等。手术是治疗子宫肌瘤最为有效的方法，小的子宫肌瘤一般不需治疗；有手术指征的患者，根据其具体情况，采用子宫肌瘤剔除术或全子宫切除术，手术途径有经腹、腹腔镜和宫腔镜等。

一、一般护理

（一）病情观察

（1）评估阴道流血的性状、量、色、时间，收集会阴垫，评估使用前后的重量可推测出血量。

（2）了解有无乏力、心慌、气短等继发贫血症状。

（3）阴道大出血时，立即将患者置平卧位，氧气吸入，迅速建立静脉通路，密切观察生命体征的变化，协助医师完善各项实验室检查，备血，遵医嘱应用药物治疗等。

（4）发生浆膜下肌瘤蒂扭转、肌瘤红色变性时，评估腹痛的程度、部位、性质，有无恶心、呕吐、体温升高征象，需剖腹探查时迅速做好术前准备。

（二）营养支持

长期出血的患者一般合并有不同程度的缺铁性贫血。鼓励患者摄入高蛋白、高维生素和含铁量丰富的食物，如瘦肉、肝、动物血、蛋黄、海带等。患者应忌烟酒，忌食辛辣食物。

（三）会阴护理

保持外阴清洁、干燥，预防感染，指导患者勤换内衣，使用消毒会阴垫。

(四)心理护理

介绍疾病相关知识,告知子宫肌瘤多为良性肌瘤,手术或药物治疗都不会影响健康和夫妻性生活,和患者及家属一起制订康复计划,消除患者顾虑,帮助患者以良好的心态接受手术。

二、手术护理

(一)术前护理

(1)根据手术途径,执行妇科手术前护理常规。

(2)黏膜下肌瘤脱出者,应保持局部清洁,每天擦洗外阴 2 次,预防感染,为经阴道摘取肌瘤术做好准备。

(二)术后护理

根据手术途径,执行妇科腹部术后一般护理常规。

(三)出院指导

(1)术后 3 个月内禁盆浴及性生活,每天清洗外阴,有异常分泌物或异味及时就诊。

(2)术后患者保证休息,注意腹部切口的护理,尽量避免增加腹压的动作,如提重物及蹲、骑动作及重体力劳动等。

(3)术后阴道流血的观察:行肌壁间肌瘤或黏膜下肌瘤剔除术者,子宫壁有切口,这会导致术后有少量的阴道流血,一般不会超过 10 天。行子宫次全切除术后一般不会出血,但如宫颈切缘部位高,可能每月于月经来潮的日子会有少许阴道流血,若出现大量的阴道流血,应立即去医院急诊检查。行子宫全切术后,10～15 天可能会有少量黄色分泌物或血性分泌物,可观察几天,自然消退,如出现脓性分泌物,应去医院诊治、查明原因、及时处理。

(4)出院后 1 个月到门诊复诊,了解术后康复情况。

第五节 子 宫 脱 垂

子宫从正常位置沿阴道下降,宫颈外口达坐骨棘水平以下,甚至子宫全部脱出阴道口以外,称为子宫脱垂,常伴有阴道前后壁膨出。

一、发病机制

妊娠、分娩,尤其是阴道助产,可能会使支持子宫的筋膜、韧带和盆底肌肉受到过度牵拉,张力降低甚至撕裂,如产后过早从事重体力劳动,未复旧的子宫可有不同程度的下移。多次分娩可增加盆底组织受损。此外,长期腹压增加、盆底组织发育不良或绝经后出现的支持结构萎缩以及医源性原因造成的盆腔支持结构的缺损都可能引起子宫脱垂。

二、临床表现

(一)症状

了解患者是否有下腹坠胀、腰痛症状,是否有排便排尿困难、尿路感染;是否有阴道肿物脱出;是否当腹内压增加时症状加重,经卧床休息后症状减轻。

(二)体征

妇科检查时嘱患者屏气,增加腹压可见子宫、阴道前后壁脱出伴有膀胱、直肠膨出。长期暴露的子宫可见宫颈及阴道壁溃疡。

三、治疗

除非合并张力性尿失禁,否则无症状者不需要治疗,有症状者采取保守治疗或手术治疗,治疗方案应个体化,治疗以安全简单和有效为原则。

四、护理评估

(一)健康史

详细询问患者年龄、月经史、婚育史,注意了解有无产程过长、阴道助产及盆底组织撕裂等病史,同时了解产褥期是否进行重体力劳动。评估有无慢性咳嗽、便秘等;评估患者是否存在营养不良或先天性盆底组织发育不良;评估患者是否伴有其他器官的下垂。

(二)心理-社会评估

评估患者对子宫脱垂的感受及治疗的认知;是否因疾病造成烦躁情绪;了解患者的性生活状况及夫妻关系;了解患者的人际关系;了解患者的经济水平等。

五、护理措施

(一)一般护理

指导患者避免重体力劳动,经常保持排便通畅,并治疗如慢性咳嗽、便秘等导致长期腹压增加的疾病。

（二）症状护理

（1）下腹部坠胀及腰痛患者：指导患者卧床休息，加强盆底肌肉锻炼。方法：用力收缩肛门 3 秒以上后放松，如此反复，每天 2～3 次，每次 10～15 分钟或150～200 次/天。锻炼时应注意放松腹肌、大腿、臀部肌肉。盆底肌肉锻炼适用于所有类型患者，重度脱垂患者手术治疗同时辅以盆底肌肉锻炼治疗效果更佳；盆底肌肉锻炼治疗辅助生物反馈治疗效果更佳。

（2）重度子宫脱垂并发宫颈及阴道壁溃疡者：指导患者遵医嘱给予 1∶5 000 高锰酸钾液或 1∶5 000 呋喃西林液温水坐浴，擦干后局部涂药，保持外阴清洁、干燥。

（3）重度子宫脱垂并发尿路感染、压力性尿失禁患者：指导患者多饮水以保证足够的尿量。

（三）用药护理

（1）绝经后妇女适量补充雌激素，但不建议长期使用，一般可指导局部涂含雌激素的软膏。

（2）中药补中益气汤（丸）调理，有促进盆底肌张力恢复、缓解局部症状的作用。

（3）局部溃疡应行阴道冲洗后涂抹 40％紫草油或抗生素软膏。重度子宫脱垂伴有盆底肌肉萎缩以及宫颈、阴道壁有炎症、溃疡者不宜使用子宫托，应给予局部上药。

（四）手术护理

（1）术前护理：执行妇科术前一般护理常规，另需按医嘱使用抗生素软膏及局部涂雌激素软膏，并在术前 3 天行阴道冲洗每天 2 次。

（2）术后护理：执行妇科术后一般护理常规，另需注意患者需卧床休息 3～10 天，留置尿管 10～14 天。

（五）心理护理

（1）护士应亲切对待患者，耐心倾听其主诉。

（2）鼓励患者表达真实的内心感受，护士讲解本病治疗方法及术后的康复过程，鼓励患者参与医疗。

（3）由于长期子宫脱垂致行动不便，工作受到影响，患者烦恼，部分患者性生活受影响，护士应理解患者，帮助患者消除不必要的顾虑，协助其取得家人的理解和帮助,提供足够的支持系统。

六、健康指导

(1)指导患者随访:术后 2 个月门诊复查伤口情况,休息 3 个月,禁止盆浴和性生活 3 个月,6 个月内避免重体力劳动。

(2)教会患者放取子宫托的方法:放置子宫托前嘱患者排尽大小便,洗净双手、两腿分开蹲下,一手托子宫托柄使托盘呈倾斜状进入阴道口内,向阴道顶端旋转推进,直至托盘达子宫颈,放妥后,将托柄弯度朝前,正对耻骨弓。取出子宫托时,洗净双手,手指捏住子宫托柄,上、下、左、右轻轻摇动,待子宫托松动后向后外方牵拉,子宫托即可自阴道滑出,用温水洗净子宫托,拭干后包好备用。

(3)告知患者子宫托使用的注意事项:①放置前阴道应有一定水平的雌激素作用,绝经后妇女用子宫托前 4～6 周开始使用阴道雌激素霜。②子宫托每天早上放入阴道,睡前取出消毒后备用。③保持阴道清洁,经期和妊娠期停用。④上托后分别于第 1、3、6 个月到医院检查一次,以后每 3～6 个月到医院检查一次。

(4)指导患者盆底肌肉锻炼的方法,一般 4～6 周为一个疗程,长期坚持效果更好。

第六节　先　兆　流　产

先兆流产指妊娠 28 周前先出现少量阴道流血,常为暗红色或血性白带,无妊娠物排出,随后出现阵发性下腹痛或腰背痛。妇科检查宫颈口未开,胎膜未破,子宫大小与停经周数相符。经休息及治疗后症状消失,可继续妊娠。

先兆流产是自然流产发展的早期阶段,如继续发展,孕妇宫颈口出现扩张,即为难免流产。当部分或全部妊娠物排出宫腔,则为不全流产或完全流产。按照发生时间,流产发生在妊娠 12 周前,称为早期流产;发生在妊娠 12 周或之后者,称为晚期流产。

导致先兆流产的原因有母体原因、胚胎原因、父亲和环境等其他原因。宫颈功能不全,是晚期流产的母体原因之一。宫颈功能不全亦称子宫颈内口闭锁不全、子宫颈口松弛症。宫颈功能不全患者的宫颈含纤维组织、弹性纤维及平滑肌等均较少,或由于宫颈内口纤维组织断裂、峡部括约肌能力降低,使宫颈呈病理性扩张和松弛。子宫颈功能不全的表现主要是不明原因的晚期流产、重复性流产或早产。处理原则为手术治疗,一般选择在12～18周。

先兆流产的处理原则为卧床休息,减少刺激;及时了解胚胎发育情况,避免盲目保胎;胚胎发育正常,应针对原因积极保胎。

一、一般护理

(1)心理护理:根据患者不同的心理状态给予鼓励、安慰和帮助。做好患者和家属的思想工作,使患者的情绪得到稳定。

(2)保持病房安静,环境舒适,室内温度、湿度适宜。

(3)嘱患者卧床休息,禁止性生活、灌肠等,以减少各种刺激。提供适当的生活护理,一般阴道出血停止后3～4天可适当下床活动。

(4)饮食指导:根据自身特点合理饮食,保持良好的饮食习惯。饮食以清淡、富有营养、易消化食物为主。

二、保胎期间护理

(1)向患者说明保胎治疗的目的、意义,使患者积极配合治疗。

(2)遵医嘱给予药物治疗,并观察疗效和不良反应。黄体功能不足者,多给予黄体酮等孕激素;绒毛膜促性腺激素可促进黄体酮的合成,维持黄体功能;维生素 E 为抗氧化剂,有利于孕卵发育。

(3)严密观察患者腹痛的性质、部位,阴道出血情况。注意有无妊娠组织物的排出。患者腹痛、阴道出血加重或胚胎组织物排出,应及时通知医师,予以相应的检查及治疗,排出物送病理检查。

(4)保持外阴清洁,遵医嘱给予预防感染治疗。监测体温、血象,体温高于38 ℃提示有感染可能。发现感染征象及时报告,按医嘱给予抗生素治疗,做好药物疗效和不良反应的观察及处理配合。

(5)B超显示胚胎发育不良,HCG 持续不升或下降表明流产不可避免,应终止妊娠行清宫术者,遵医嘱做术前准备。

三、宫颈功能不全的护理

(1)手术治疗患者,执行阴道手术护理常规。

(2)手术前后根据妊娠周数监测胎心、胎动变化。

(3)术后根据医嘱给予激素及宫缩抑制剂。

(4)术后禁止性生活,定期随访,密切注意子宫收缩情况,已临产者立即拆除

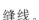

缝线。

四、健康指导

(1)正确指导患者休息及下床活动。如阴道出血,尽量卧床休息,不必过度紧张。当阴道出血停止或腹痛消失 3～4 天后,即可下床活动,但活动量不宜过大,以不感到劳累为宜。

(2)培养良好的生活习惯,禁止性生活,避免不必要的妇科检查。

(3)保持外阴清洁,勤换内裤及护垫,并做好消毒工作。

(4)指导患者如出现组织物排出、出血量增加或腹痛加剧等情况,应携带排出组织物立即去医院就诊。

第七节 多 胎 妊 娠

多胎妊娠是指在一次妊娠中,宫腔内同时有两个或两个以上胎儿。

一、临床表现

(一)症状

妊娠早期孕反应较重,子宫大于妊娠月份,尤其是 24 周以后,因子宫增大明显,使横膈抬高,引起呼吸困难,胃部受压、胀满,食欲缺乏,孕妇会感到疲劳和腰背痛。

(二)体征

宫底高度大于正常孕期,腹部可触及多个胎头,多个胎体,胎动部位不固定且胎动频繁,不同部位可听到两个胎心,且两者速率不一,胎心率相差大于10 次/分。

二、治疗原则及要点

(一)妊娠期

及早诊断出双胎妊娠者,增加其产前检查次数,注意休息,加强营养,注意预防贫血、妊娠期高血压疾病的发生,防止早产、羊水过多、产期出血等。

(二)分娩期

观察产程和胎心变化。如发现有宫缩乏力或产程延长,应及时处理。正确助产,必要时采用阴道助产术,并注意防止胎头交锁导致难产。

(三)产褥期

第二个胎儿娩出后应立即肌内注射或静脉滴注缩宫素,腹部放置沙袋,防止腹压骤降引起休克,同时预防发生产后出血,尤其是产后 2～4 小时内的迟缓性出血,必要时使用抗生素预防感染。

三、护理评估

(一)健康史

询问家族有无多胎史,孕妇的年龄、胎次,孕前是否使用促排卵药;了解本次妊娠经过及产前检查情况。

(二)身体评估

评估孕妇的早孕反应程度、食欲、呼吸情况,以及下肢水肿、静脉曲张程度,孕妇经常主诉感到多处胎动而非某一固定位置。

(三)相关检查

(1)产前检查。

(2)B 超检查。

(3)多普勒胎心仪。

四、护理措施

(1)增加产前检查的次数,每次检测宫高、腹围和体重。

(2)注意休息,尤其是妊娠最后 2～3 个月,要求卧床休息,卧床时最好取左侧卧位。

(3)加强营养,尤其是注意补充铁、钙、叶酸,以满足妊娠需要。

(4)保持心情愉悦,积极配合治疗。

(5)应加强病情观察,及时发现并处理。

(6)鼓励孕妇少量多餐,满足孕期需要,必要时给予饮食指导,如增加铁、叶酸、维生素的供给。多胎妊娠孕妇腰背部疼痛症状明显,应注意休息,可局部热敷缓解症状。

(7)严密观察产程和胎心率变化,如发现有宫缩乏力或产程延长,及时处理,按医嘱使用抗生素。为预防产后出血的发生,产程中开放静脉通路,做好输液、输血准备,第二个胎儿娩出后应立即肌内注射或静脉滴注缩宫素,腹部放置沙袋,防止腹压骤降引起休克。产后观察子宫收缩及阴道流血情况,发现异常及时配合处理。

五、健康教育

(1)护士应指导孕妇注意休息,加强营养。

(2)注意阴道流血和子宫复旧情况,及早识别产后出血,感染等异常情况。

(3)指导产妇正确进行母乳喂养,选择有效的避孕措施。

第八节 妊娠合并心脏病

妊娠合并心脏病(包括妊娠前已患有的心脏病、妊娠后发现或发生的心脏病)是妇女在围生期患有的一种严重的妊娠合并症。因妊娠、分娩及产褥期间心脏及血流动力学的改变,均可加重心脏疾病患者的心脏负担而诱发心力衰竭。特别是心功能较差者,在妊娠期 32～34 周、分娩期及产褥期 1 周内极易发生心力衰竭,在我国孕产妇死因顺位中高居第 2 位,位居非直接产科死因首位。凡不宜妊娠的心脏病孕妇,应在 12 周前行治疗性人工流产。由于正常妊娠的生理性变化,可以表现一些酷似心脏病的症状和体征,如心悸、气短、踝部水肿、乏力、心动过速等。心脏检查可有轻度扩大、心脏杂音。妊娠还可使原有心脏病的某些体征发生变化,增加心脏病诊断难度,可有劳力性呼吸困难、夜间端坐呼吸、咯血、发绀、杵状指、持续性颈静脉怒张、严重心律失常的心电图等作为诊断依据。其主要治疗有强心、利尿、扩血管、镇静、减少回心静脉血流量及应用抗心律失常药等,妊娠晚期主张放宽剖宫产的指征。及早诊断,严密监测,合理用药,控制诱发因素,适时终止妊娠及选择适当的分娩方式是降低母婴死亡的关键。

一、产前护理

(一)病情观察及评估

(1)目前临床上评估孕妇心功能以纽约心脏病协会(NYHA)的分级为标准,依据心脏病患者对一般体力活动的耐受情况,将心功能分为 4 级。

Ⅰ级:一般体力活动不受限制。

Ⅱ级:一般体力活动轻度受限制,活动后心悸、轻度气短,休息时无症状。

Ⅲ级:一般体力活动明显受限制,休息时无不适,轻微日常工作即感不适、心悸、呼吸困难,或既往有心力衰竭史者。

Ⅳ级:一般体力活动严重受限制,不能进行任何体力活动,休息时有心悸、呼吸困难等心力衰竭表现。

(2)根据病情严密观察生命体征,如孕妇的呼吸状况、心率快慢、有无活动受限、心脏增大、水肿等,并做好记录。注意有无早期心力衰竭的征象,发现异常立即报告医师。

早期心力衰竭的常见症状及体征:①轻微活动后即有胸闷、心悸、气短。②休息时心率每分钟超过 110 次,呼吸每分钟＞20 次。③夜间常见因胸闷而坐起,或到窗口呼吸新鲜空气。④肺底部出现少量持续性湿啰音,咳嗽后不消失。

(3)胎儿监护:监测胎动、胎心及宫缩情况,以了解胎儿情况及产程情况,以便为分娩及手术做好准备。

(4)注意观察皮肤黏膜:是否完整及有无发绀、水肿等。

(5)维持体液平衡:严格记录出入量,每周测体质量 2 次。

(6)注意观察并及时发现与感染有关的征兆,遵医嘱合理使用有效抗生素。

(二)营养支持

要限制过度加强营养而导致的体质量过度增长。以体质量每周增长不超过 0.5 kg,整个妊娠期不超过 12 kg 为宜。保证合理的高蛋白、高维生素和铁剂的补充,20 周以后预防性应用铁剂,防止贫血。多食蔬菜、水果,防止便秘加重心脏负担。适当限制食盐量,一般每天食盐量不超过 4～5 g。妊娠 20 周后预防性应用铁剂防止贫血,维持血红蛋白在 110 g/L 以上。

(三)活动与休息

每天至少睡眠 10 小时,并注意午间休息,宜采取左侧卧位或半卧位,根据心功能情况,限制体力活动,避免过劳或情绪激动。

(四)用药护理

(1)准确执行医嘱,使用洋地黄类药物前后测量脉搏和心率,观察有无毒副作用。

(2)严格控制输液速度,避免在短时间内输入大量液体。

(五)预防及治疗引起心力衰竭的诱因

预防上呼吸道感染,纠正贫血,治疗心律失常,防治妊娠期高血压疾病和其他合并症与并发症。严格控制输液、输血的总量及滴速。

(六)心理护理

鼓励家属陪伴,给予心理安慰及精神支持,使患者心情舒畅,避免情绪激动。

二、分娩期护理

(一)心电监护

持续心电监护观察生命体征变化,密切观察产程进展,防止心力衰竭的发生。

(1)观察宫缩时产妇心脏功能的变化,有无咳嗽、咳痰、气短、发绀、端坐呼吸、颈静脉怒张等,重视其主诉,注意监测尿量。

(2)吸氧,宜左侧卧位或半卧位,防止仰卧位低血压综合征发生。

(3)指导产妇避免屏气用力,减轻心脏负担,可行会阴侧切术、胎头吸引术或产钳助产术,尽可能缩短产程。

(4)若发现早期心力衰竭,协助孕妇采取坐位,双腿下垂,减少静脉血回流,必要时给予四肢轮扎。高流量(6~8 L/min)面罩吸氧或加压供氧。

(5)预防产后出血及感染:胎儿娩出后,立即在腹部放置沙袋,以防腹压骤降,周围血液流向心脏而加重心脏负担。预防产后出血,在胎儿娩出前肩后立即静脉推注缩宫素,禁用麦角新碱,以防静脉压增高。产后出血过多时,遵医嘱及时输血、输液,注意输液速度不可过快。

(二)停用抗凝药

妊娠期使用抗凝药抗凝治疗者,分娩前遵医嘱嘱咐孕妇及时停用抗凝药。孕期口服抗凝药(如华法林)者终止妊娠前3~5天应停用口服抗凝药,改为低分子肝素或普通肝素皮下注射,调整 INR 至1.0 左右择期分娩。如孕期使用低分子肝素者,分娩前至少停药12~24 小时。使用普通肝素者,分娩前需停药4~6 小时。使用阿司匹林者分娩前应停药4 天以上。若孕妇病情危急,紧急分娩时未能停用普通肝素或低分子肝素抗凝治疗者,如果有出血倾向,谨慎使用鱼精蛋白拮抗;如果口服华法林,使用维生素 K_1 拮抗。

(三)鼓励产妇在两次宫缩间隙尽量充分休息

指导产妇以呼吸及放松技巧减轻不适。指导减轻宫缩痛的技巧,有条件者可予分娩镇痛,无分娩镇痛者可给予地西泮、哌替啶等镇痛。

三、产褥期护理

(一)营养支持

给予清淡饮食,少量多餐,预防便秘,必要时遵医嘱给予缓泻剂。

(二)活动与休息

产妇应半卧位或左侧卧位,有充足的睡眠和休息,必要时给予镇静剂。在心功能允许的情况下,鼓励早期下床适度活动,以减少血栓的形成。

(三)密切观察

产后 72 小时内严密监测生命体征、心功能状态,正确识别早期心力衰竭的表现。注意观察产妇会阴切口或腹部切口的愈合情况、恶露量及性状等,保持会阴部清洁,防止发生心力衰竭。

(四)严格记录 24 小时出入量

限制每天的液体入量和静脉输液速度,对无明显低血容量因素(大出血、严重脱水、大汗淋漓等)的患者,每天入量一般控制在 1 000~2 000 mL 或更少,保持每天出入量负平衡约 500 mL。产后 3 天病情稳定后逐渐过渡到出入量平衡。补液速度不宜过快,不超过 40~60 滴/分。

(五)用药护理

遵医嘱预防性使用抗生素及协助恢复心功能药物,并严密观察其不良反应,无感染征象时停药。

(六)心理护理

给予心理安慰及精神支持,使患者心情舒畅,避免情绪激动。促进亲子关系建立,避免产后抑郁发生。

(七)健康指导

(1)指导产妇选择合适的新生儿喂养方式:心功能Ⅰ~Ⅱ级的产妇可行母乳喂养,避免劳累。心功能Ⅲ级或以上者不宜喂乳,及时回乳,指导家属人工喂养的方法。

(2)建议适宜的避孕措施:不宜再妊娠的患者,在剖宫产的同时行输卵管结扎术或在产后 1 周做绝育手术。未做绝育术者应建议采取适宜的避孕措施,严格避孕。

(3)根据病情,定期产后复查。

四、并发症预防及护理

(一)急性心力衰竭

(1)体位:患者取坐位,双腿下垂,减少静脉血回流。

(2)吸氧:开始为 2～3 L/min,也可高流量给氧 6～8 L/min,必要时面罩加压吸氧或正压呼吸。

(3)按医嘱用药:防止产褥期组织内水分与强心药物同时回流入体循环,引起毒性反应,选择作用和排泄较快的制剂。

(4)其他:紧急状态下,可应用四肢轮流三肢结扎法,以减少静脉回心流量,对减轻心脏负担有一定的作用。

(二)亚急性感染性心内膜炎

妊娠期、分娩期及产褥期易发生菌血症,如泌尿生殖道感染,已有缺损或病变的心脏易发生感染性心内膜炎。需严格执行无菌操作,注意观察感染迹象,监测生命体征及白细胞变化保持皮肤干燥,注意口腔、皮肤、会阴等易感部位的卫生。保持病室环境清洁,保持室内适宜的温度和湿度,减少感染机会。遵医嘱给予抗生素预防感染。

(三)产后出血

观察子宫收缩及阴道出血量,如阴道流血量过多及因失血引起休克等相应症状及体征时,针对原因迅速止血,补充血容量纠正休克,及时预防感染。

(四)静脉栓塞及肺栓塞

妊娠期血液多呈高凝状态,增大子宫的压迫使盆腔及下腔静脉血流缓慢。若合并心脏病伴静脉压增高及静脉淤滞者,有时可发生深部静脉血栓,栓子脱落可诱发肺栓塞。注意观察有无小腿胀痛、腓肠肌轻压痛、局部沉重感等,严重者可能会出现咳嗽、胸痛、呼吸困难、休克等肺栓塞症状,发现异常及时通知医师。术后早期下床活动,增加下肢、盆腔血液循环,对于高危人群合理使用肝素类药物抗凝,均有利于防止血栓形成。

第九节　妊娠合并感染性疾病

妊娠合并感染性疾病后,病毒可直接通过胎盘屏障,而细菌、原虫、螺旋体则先在胎盘部位形成病灶后再感染胚胎或胎儿,引起不良后果。

一、TORCH 综合征

TORCH 是由一组病原微生物英文英文名称第一个首字母组合而成,其中 T 指弓形虫(toxoplasma),O 指其他(others),R 指风疹病毒(rubella virus, RV),C 指巨细胞病毒(cytomegalovirus,CMV),H 主要指人类免疫缺陷病毒(human immunodeficiency virus,HIV)。TORCH 综合征即 TORCH 感染。主要特点是孕妇感染后无症状或症状轻微,但可垂直传播给胎儿,造成宫内感染,导致流产、死胎、早产和先天畸形等,即使幸存,也可能遗留中枢神经系统等损害。药物治疗根据所感染的微生物采用相应的药物,如梅毒首选青霉素。妊娠早期确诊后可行治疗性流产;妊娠中期确诊为胎儿宫内感染、胎儿严重畸形亦应终止妊娠治疗。

(一)心理护理

正确对待患者,尊重患者,帮助其建立治愈的信心和生活的勇气。

(二)用药护理

遵医嘱给予药物治疗,首选青霉素。

(三)采取隔离措施

(1)阴道流血、流液、羊水以及恶露等都应严密隔离,所有用物专用,单独处理,避免交叉传染。

(2)尽可能使用一次性物品,使用后立即打包送供应室焚烧处理。

(3)做好彻底终末消毒工作。

(四)临产护理

临产时要特别注意防止产道损伤及新生儿产伤、窒息、羊水吸入等,以减少胎儿在分娩时经产道感染。

(五)新生儿的护理

(1)新生儿隔离监护,遵医嘱实施合理喂养。

（2）严格执行无菌操作，所有衣物、包被等需消毒后方可使用。

（3）观察体温、体质量、尿量、睡眠时间、全身皮肤及精神状况，如有异常及时处理。

（4）为防止交叉感染，新生儿沐浴应最后进行。

（六）健康指导

（1）治疗期间禁止性生活，性伴侣同时进行检查及治疗，治疗后进行随访。

（2）第1年每3个月复查1次，以后每半年复查1次，连续2～3年。

（3）梅毒患者如发现血清由阴性变为阳性或滴定度升高4倍或症状复发，应用加倍量治疗。

二、妊娠合并尖锐湿疣

尖锐湿疣是由人乳头瘤病毒感染引起的鳞状上皮疣状增生病变的性传播疾病。主要通过性交直接传播，其次通过污染的衣物、器械间接传播，新生儿通过患病母亲的产道感染引起婴幼儿呼吸道乳头状瘤。发病后症状常不明显，患者可有瘙痒、烧灼痛等宫颈炎、阴道炎与外阴炎的症状，局部有散在的乳头状疣，病程长者可见鸡冠状或菜花状团块，质柔软，表面湿润，呈粉红、暗红或污灰色，顶端可有角化或溃疡。主要采用局部物理治疗和手术切除。

（一）心理护理

尊重患者，耐心、热情、诚恳地对待患者，解除患者顾虑。

（二）病情观察

观察有无白带增多、外阴瘙痒等生殖道炎症的表现，症状出现时间及持续时间，同时了解治疗经过和用药反应等。

（三）采取隔离措施

（1）阴道流血、流液、羊水以及恶露等都应严密隔离，避免交叉传染。

（2）所有用物处理严格按《医疗废物处理条例》进行，避免交叉感染。

（四）外阴护理

妊娠期做好外阴部护理，如病灶大，且影响阴道分娩时，应选择剖宫产术，并做好术前准备。

（五）接产护理

接产时应尽量避免做对胎儿有损伤的手术操作。减少胎儿头皮与阴道壁的

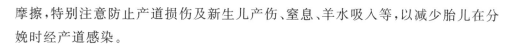

摩擦,特别注意防止产道损伤及新生儿产伤、窒息、羊水吸入等,以减少胎儿在分娩时经产道感染。

(六)新生儿的护理

(1)新生儿隔离监护,遵医嘱实施合理母乳喂养。

(2)严格执行无菌操作,所有衣物、包被等需消毒后方可使用。

(3)观察体温、体质量、尿量、睡眠时间、全身皮肤及精神状况,如有异常及时处理。

(4)为防止交叉感染,新生儿沐浴应最后进行。

(七)健康指导

(1)保持外阴清洁卫生,避免混乱的两性关系,贯彻预防为主的原则,并强调配偶或性伴侣同时治疗。

(2)被污染的衣裤、生活用品要及时消毒。

三、妊娠合并获得性免疫缺陷综合征

获得性免疫缺陷综合征简称艾滋病,是由人获得性免疫缺陷病毒引起的一种以人体免疫功能严重损害为临床特征的性传播疾病。其主要传播途径包括性传播、血行传播、母婴垂直传播。目前无治愈方法,主要采用抗病毒药品及一般支持对症治疗,目的是攻击、破坏 HIV 及改善宿主免疫缺陷。宫内感染为 HIV 垂直传播的主要方式,可经胎盘在宫内传播感染胎儿,鉴于 HIV 感染对胎儿、新生儿高度的危害性,对 HIV 感染合并妊娠者建议终止妊娠。

(一)心理护理

为患者提供心理支持,尊重患者并给予关心、安慰,解除患者求医的顾虑。

(二)采取隔离措施

(1)患者住隔离室,室内用 0.2%~0.5%过氧乙酸溶液或 1 000~2 000 mg/L 有效氯含氯消毒剂喷雾。

(2)患者使用过的所有一次性用品应先消毒再统一处理;使用后的锐器直接放入不能刺穿的利器盒内;使用过的物品包括污染的棉球、棉签、纱布等需单独打包烧毁;阴道流血、流液、羊水以及恶露等都应严密隔离,避免交叉传染。

(三)采取自我防护措施

穿刺时戴好双层手套,避免针头、机械刺伤皮肤。严格执行手卫生规范。

(四)用药护理

遵医嘱积极治疗 HIV 感染的孕产妇,以降低其新生儿感染率。

(五)接产护理

接产时要特别注意防止产道损伤及新生儿产伤、窒息、羊水吸入等,以减少母婴传播。

(六)新生儿的护理

(1)新生儿隔离监护,不实施母乳喂养。

(2)严格执行无菌操作,所有衣物、包被等需消毒后方可使用。

(3)观察体温、体质量、尿量、睡眠时间、全身皮肤及精神状况,如有异常及时处理。

(4)为防止交叉感染,新生儿沐浴应最后进行。

(七)健康指导

(1)指导新生儿喂养:对艾滋病感染孕产妇及其家人进行婴儿喂养方式的可接受性、知识和技能、可负担性、可持续性等条件的综合评估。给予科学的喂养指导,提倡人工喂养,避免母乳喂养,杜绝混合喂养。无论采用何种婴儿喂养方式,均无需停止抗病毒治疗。对于选择母乳喂养的产妇,如因特殊情况需要停药,应用抗病毒药物至少要持续至母乳喂养结束后一周,指导正确的纯母乳喂养方式和乳房护理。告知母乳喂养时间最好不超过 6 个月,同时积极创造条件,尽早改为人工喂养。对选择人工喂养者,指导正确冲配奶粉、器具清洁消毒等。

(2)就医指导:产妇产后需继续抗病毒治疗,并到传染病医院正规治疗、随访。儿童出生后,及时提供抗病毒用药。艾滋病感染孕产妇所生儿童应纳入高危管理,于儿童满 1 个月、3 个月、6 个月、9 个月、12 个月和 18 个月的月龄时,分别进行随访和体格检查,观察有无感染症状出现。

(3)谨慎使用血液制品。

四、妊娠合并梅毒

梅毒是由梅毒螺旋体引起的一种慢性传染病,梅毒螺旋体侵入人体后大量繁殖,通过免疫反应引起局部破溃,形成硬下疳。经淋巴结和血液播散到全身组织器官,出现梅毒疹和器官损害如关节炎。根据病期可将梅毒分为早期梅毒与晚期梅毒。各期梅毒有上述相应的临床表现。隐性梅毒则无明显临床表现。梅毒经胎盘传给胎儿,导致胎儿自然流产或死产、早产或低出生体质量、新生儿死

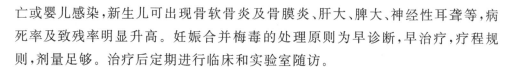

亡或婴儿感染,新生儿可出现骨软骨炎及骨膜炎、肝大、脾大、神经性耳聋等,病死率及致残率明显升高。妊娠合并梅毒的处理原则为早诊断,早治疗,疗程规则,剂量足够。治疗后定期进行临床和实验室随访。

(一)心理护理

妊娠期梅毒患者多数缺乏对疾病的基本认识,一旦确诊多表现为焦虑、悲观、恐惧,以致出现夫妻情感危机。有条件者应主动与患者交谈,了解其真实想法,发现患者担心的问题,进行耐心细致的解释和心理疏导,希望患者以正确的态度对待现实,争取患者配偶的支持。

(二)消毒隔离

孕妇入院后入住隔离病房或隔离产房,检查或护理过患者后要及时洗手,使用一次接生包,污染的棉球、棉签、纱布打包焚烧。每天对孕产妇居住病房及所用物品消毒,通常使用肥皂水和一般消毒剂,如乙醇等进行消毒后再高压消毒、灭菌处理。为未产检、未进行梅毒筛查、妊娠期梅毒未治疗或无产检孕妇急诊接产时做好个人防护。

(三)遵医嘱给予足疗程青霉素治疗

临床上可选择苄星青霉素或普鲁卡因青霉素。对青霉素过敏者,选用头孢菌素类抗生素或红霉素治疗。

(四)选择分娩方式

妊娠期已接受规范驱梅治疗并对治疗反应良好,分娩方式应根据产科指征确定,梅毒不是剖宫产指征。

(五)预防交叉感染

隔离产房分娩,专人观察助产,使用一次性接生包。由于病原体可通过产道传给新生儿,故在第二产程应尽量避免做对胎儿有损伤的手术操作。减少胎儿头皮与阴道壁的摩擦,防止由产道引起的母婴传播。

(六)母乳喂养指导

因婴儿可通过接触乳房或乳头感染梅毒,故不主张母乳喂养,应指导人工喂养的方法,并给予实施回乳措施。

(七)梅毒产妇随访

梅毒产妇产后继续传染科或皮肤性病科随访。遵医嘱继续完成青霉素治疗疗程。告知患者治疗后随访的时间:第 1 年每 3 个月复查 1 次,以后每 6 个月复查 1 次,连续 2~3 年。复查如发现血清学复发或症状复发应及时就诊。若治疗后 6 个月内血清滴度未下降 4 倍,应视为治疗失败或再感染,除需重新加倍治疗剂量外,还应行脑脊液检查,确定有无神经梅毒。多数一期梅毒在 1 年内,二期梅毒在 2 年内血清学试验转阴。少数晚期梅毒血清非螺旋体抗体滴度低水平持续 3 年以上,可诊断为血清学固定。

(八)新生儿随访

(1)对所有梅毒患儿和疑似患儿应及早采取床边隔离和保护性隔离。

(2)新生儿使用青霉素治疗 10~15 天,并分别于第 2、4、6、9、12 个月进行快速血浆反应素环状卡片试验的定量检查。没有接受治疗的患儿可每月检查 1 次。婴儿体检无异常发现,母亲性病研究实验室试验结果≤1∶2 或快速血浆反应素环状卡片试验结果≤1∶4 且得到恰当治疗者,或母亲在分娩前 1 个月恰当治疗者、抗体滴度降低超过 4 倍,无需对婴儿行有关临床和实验室的检测,可选择单纯观察或苄星青霉素治疗。梅毒母亲未经规范治疗,其新生儿需进行血常规、脑脊液、长骨 X 线检查,并需给予苄星青霉素治疗。诊断或高度怀疑婴儿先天性梅毒者同上检查和治疗。血清阳性未加治疗的婴儿,于生后第 1、3、6 和 12 个月时进行严密随诊。已予驱梅治疗的婴儿,定期检测抗体滴度下降情况。脑脊液异常者应每 6 个月复查脑脊液 1 次。若治疗曾中断 1 天以上,则整个疗程必须重新开始。所有有症状梅毒患儿,均应进行眼科检查。

(九)健康指导

(1)所有孕妇初次产前检查均应常规进行梅毒筛查,最好在妊娠 3 个月内开始首次产科检查,早期发现并及时治疗。

(2)确诊梅毒的孕妇,建议转诊到传染病医院或医院传染科或皮肤性病科进行正规治疗。孕妇梅毒血清学检查阳性,尽管曾接受过抗梅毒治疗,为保护胎儿,应再次接受抗梅毒治疗。

(3)未治疗的梅毒应治愈后再妊娠。

(4)注意卫生,防止传播他人。产检时所有用物均为一次性用物。

(5)避免不洁性行为。

(6)性伴侣必须同时检查和治疗。

五、妊娠合并病毒性肝炎

病毒性肝炎是由肝炎病毒引起,以肝细胞变性坏死为主要病变的传染性疾病,根据病毒类型分为甲型、乙型、丙型、丁型、戊型等,其中以乙型最为常见,我国约有 8% 的人群是慢性乙型肝炎病毒携带者。临床表现为身体不适、全身酸痛、畏寒、发热等流感样症状；乏力、食欲缺乏、尿色深黄、恶心、呕吐、腹部不适、右上腹疼痛、腹胀、腹泻等消化系统症状；皮肤和巩膜黄染、肝区叩痛、肝大、脾大因妊娠期受增大子宫的影响，常难以被触及。甲型、乙型、丁型病毒性肝炎黄疸前期的症状较为明显，而丙型、戊型病毒性肝炎的症状相对较轻。治疗主要是护肝对症支持治疗，预防并发症和感染，严密监测病情，对妊娠合并重度肝炎的产科处理是早期识别、适时终止妊娠、选择合适的分娩方式、做好围术期的处理。

（一）产前护理

1.心理护理

为患者提供心理支持，尊重患者并给予关心、安慰，避免情绪激动。

2.活动与休息

急性期应卧床休息。

3.加强营养

饮食宜清淡，必要时静脉输液，保证液体和热量的摄入。重症肝炎患者应低蛋白饮食，维持水、电解质、酸碱平衡。

4.用药治疗

保肝治疗，避免应用可能损害肝脏的药物。

5.病情观察及护理

(1)密切监护病情，保证休息，预防早产及妊娠高血压综合征的发生。

(2)遵医嘱定时进行肝功能、病毒血清的测定。

(3)注意观察孕妇的皮肤、巩膜及尿色的情况，出血及凝血功能情况，遵医嘱备好新鲜血液。

（二）分娩期护理

(1)密切观察产程进展，持续胎心监护，观察产妇生命体征及产程变化，严格执行无菌操作原则及消毒隔离制度。

(2)提供心理支持，及时了解孕妇心理状态，将孕妇安置于隔离待产室及产房待产分娩，提供安全、舒适的待产环境，满足其生活需要。

(3)遵医嘱应用缩宫素以减少产后出血，有出血倾向者，警惕弥散性血管内凝血临床体征，遵医嘱静脉给予止血药物，必要时输新鲜血。

(4)分娩结束后所有物品严格消毒，房间进行空气消毒，房间门窗、床及所接触的物品浸泡或喷洒消毒。活动性肝炎孕妇住院时应床边隔离，标志明显，检查或护理患者后要及时洗手。

(三)产褥期护理

1.隔离

严格卧床休息,行床旁隔离及消化道隔离。

2.病情观察及护理

(1)严密观察生命体征及病情变化,预防并发症,发现异常及时与医师联系。

(2)保持外阴清洁,观察子宫复旧及阴道出血情况,发现情况及时与医师联系配合处理。

3.饮食指导

给予高糖、高蛋白、高碳水化合物、低脂肪、高维生素饮食,忌用乙醇饮料。

4.用药护理

产后不宜哺乳者及早回奶,回奶时避免使用雌激素类制剂。临产期间及产后 12 小时内不宜使用肝素,避免发生致命性创面出血。

5.并发症的预防及护理

(1)肝性脑病:遵医嘱给予各种保肝药物。严格限制蛋白质摄入,增加碳水化合物,保持大便通畅,禁用肥皂水灌肠。严密观察有无性格改变、行为异常、扑翼样震颤等肝性脑病前驱症状。

(2)弥散性血管内凝血及肝肾综合征:严密监测生命特征,记录液体出入量。应用肝素治疗,观察有无出血倾向。

6.新生儿的护理

出生后应立即隔离 4 周护理,避免新生儿感染。出生后 24 小时内肌内注射高效价乙型肝炎免疫球蛋白,常规接种乙肝疫苗。遵医嘱合理喂养。乙型肝炎表面抗原(hepatitis B surface antigen,HBsAg)阳性母亲分娩的新生儿经主、被动联合免疫后,可以接受母乳喂养。

(四)健康指导

(1)早期卧床休息,症状明显减退后可逐步增加活动,加强营养、避免劳累;禁用对肝损害的药物,以免加重肝脏损害而导致胎儿受损的危害性增大。

(2)定期进行孕期监护,每 1~2 月复查肝功能。

(3)给予清淡、低脂、富含维生素、充足热量的饮食,保持大便通畅。

(4)遵医嘱合理喂养。

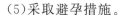

(5)采取避孕措施。

(6)有生育要求的慢性乙肝患者,如有抗病毒治疗适应证,应尽量在孕前应用干扰素或核苷酸类似物治疗,以期在孕前 6 个月完成治疗。在治疗期间应采取可靠避孕措施。

六、妊娠合并重症肝炎

(1)需住院治疗:不具备救治条件的医院,及时转运到人员设备条件好、综合救治能力强的综合医院进行救治。

(2)妊娠期及分娩期严密监测水、电解质、肝功能、肾功能、凝血功能、生化、血红蛋白、血小板、胆红素等指标。记录中心静脉压、24 小时出入量。根据检验结果及病情变化及时调整治疗措施及药物、血制品的使用。同时严密监测胎儿宫内状况。

(3)分娩后或剖宫产术后加强口腔、腹部伤口、引流管、尿管、中心静脉管、补液留置管道的护理。记录出血量、腹腔引流量、尿量,监测中心静脉压等。严密观察子宫收缩、阴道出血情况。

(4)保护肝脏,积极防治肝性脑病:遵医嘱应用各种保肝药物。严格限制蛋白质的摄入,每天<0.5 g/kg,增加碳水化合物,保持大便通畅,严禁肥皂水灌肠。如果有肝性脑病前驱症状可以应用降氨药物,改善脑功能。

(5)预防肝肾综合征、妊娠期高血压疾病及贫血,若发现孕妇皮肤、巩膜黄染加深、尿色黄、皮肤瘙痒、血压升高、贫血等,即按医嘱做进一步检查和治疗。

(6)重症肝炎经积极治疗并应选择合适的时间行手术终止妊娠。如在治疗过程中出现产科急诊情况如胎盘早剥、临产、胎儿窘迫等则需及时终止妊娠。

七、乙型肝炎病毒母婴传播阻断

(1)HBsAg 阳性母亲所分娩的足月新生儿,应在出生后 12 小时内(尽早)注射乙型肝炎免疫球蛋白,剂量≥100 U,同时在不同部位接种 10 μg 重组酵母乙肝疫苗,接种时间越早越好。接种部位为新生儿臀前部外侧肌肉内或上臂三角肌。接种第 1 针疫苗后,在 1 个月和 6 个月时注射第 2 针及第 3 针疫苗(0、1、6 方案)。

(2)HBsAg 呈阴性孕妇的早产儿,若生命体征稳定,出生体质量≥2 000 g,可按 0、1、6 方案接种乙肝疫苗,最好在 1～2 岁再加强 1 针接种;若生命体征不稳定,则应首先处理其他疾病,待稳定后再按上述方案接种。若早产儿体质量<2 000 g,须待体质量达到 2 000 g 后再接种第 1 针(如出院前体质量未达到 2 000 g,在出院前接种第 1 针)乙肝疫苗;1 个月后再重新按 0、1、6 方案接种。

（3）HBsAg 阳性孕妇分娩的早产儿出生后无论身体状况如何,在 12 小时内必须肌内注射乙型肝炎免疫球蛋白,间隔 3～4 周后需再注射 1 次。新生儿生命体征稳定者,应尽快接种第 1 针疫苗;生命体征不稳定者,则应待稳定后尽早接种第 1 针疫苗;1～2 个月后或体质量达到 2 000 g 后再重新按照 0、1、6 方案对新生儿进行疫苗接种。

（4）对 HBsAg 阳性孕妇分娩的新生儿,第 3 针疫苗接种后 1 个月（7 个月龄时）至 12 个月龄时随访,新生儿无抗体产生或抗体量太少,需加强疫苗接种。

第七章

儿科常见病护理

第一节　小儿热性惊厥

小儿热性惊厥（febrile convulsion，FC）发病年龄为 3 个月～5 岁，体温在 38 ℃以上时突然出现强直或阵挛等骨骼肌运动性发作而发生抽搐常伴意识障碍，排除颅内感染和其他导致惊厥的器质性和代谢性疾病，既往可有高热惊厥史，即可诊断为热性惊厥。

一、病因

（一）未成熟脑

髓鞘形成的过程，过多神经元消亡，突触间联系不完善。

（二）发热

发热原因以病毒感染最多见，细菌感染率低，约 2%。70% 以上与上呼吸道感染有关，其他伴发于出疹性疾病、中耳炎、下呼吸道感染以及疫苗接种或非感染性疾病。发热（肛温≥38.5 ℃）为触发因素。

（三）遗传易感性

患儿常有热性惊厥家族史，其遗传呈复杂的遗传模式，涉及多基因和多因素影响，多数属于常染色体显性或隐性遗传。

二、临床表现

（一）症状

（1）发热。

（2）高热抽搐。

（3）新生儿及婴儿常有不典型惊厥发作，如表现面部、肢体局灶或多灶性抽动或表现为突发瞪眼、咀嚼、呼吸暂停、青紫等。

（二）体征

临床表现分为两型，单纯型热性惊厥和复杂型热性惊厥，临床表现和鉴别要点见表 7-1。

表 7-1　单纯型热性惊厥和复杂型热性惊厥临床表现和鉴别要点

鉴别要点	单纯型 FC	复杂型 FC
占 FC 的比例	70％	30％
起病年龄	6 个月至 5 岁	＜6 个月，6 个月至 5 岁，＞5 岁
惊厥发作形式	全面发作	局灶性或全面性发作
惊厥的时间	多短暂，＜10 分钟	时间长，＞10 分钟
一次热程发作的次数	仅 1 次，偶有 2 次	24 小时内可反复多次
神经系统异常	阴性	可阳性
惊厥持续时间	少有	较常见

三、辅助检查

（一）影像学检查

肺部 X 线片有无改变。

（二）血常规

有无白细胞和中性粒细胞计数增高。

四、治疗

（一）发作急性期处理

热性惊厥多短暂且为自限性，发作超过 10 分钟应送急诊。

1.一般治疗

保持呼吸道畅通、吸氧、监护生命体征，建立静脉输液通路。

2.对症治疗

退热药退热物理降温，维持内环境稳定。

3.终止发作

惊厥持续＞5 分钟进行止惊药物治疗。地西泮 0.3～0.5 mg/kg 缓慢静脉推注，（最大剂量≤10 mg；婴幼儿≤2 mg）或 10％水合氯醛 0.5 mL/kg 保留灌肠。

(二)热性惊厥的预防

预防的主要目标是针对长程热性惊厥反复多次的热性惊厥。使用抗癫痫药物预防可选择间歇预防法,如在每次发热开始即使用地西泮 1 mg/(kg·d),分 3 次口服,连服 2～3 天。对发作次数少,非长程发作,无需使用药物预防。间歇预防无效者,可采用长期预防法:丙戊酸 10～20 mg/(kg·d),分 2 次口服,或苯巴比妥 3～5 mg/(kg·d),分 1～2 次口服,应用 1～2 年。已有证据表明卡马西平、苯妥英钠对热性惊厥预防无效,其他抗癫痫药尚无定论。

五、护理评估

(一)健康史

1.患儿患病经过

患儿有无家族史,是否有过药物治疗及药物种类、剂量、疗效等。

2.目前情况

评估高热发作次数及发热性质、用药后疗效。

3.相关病史

询问患儿有无家族史及相关病史。

(二)身体评估

1.一般状态

患儿的生命体征,饮食、排泄情况。

2.专科评估

患儿是否有感染、发热、中耳炎、下呼吸道感染等表现。

(三)心理-社会评估

家长及患儿心理因素与病情反复发作、高热、病程长有关。家长对此病知识缺乏而具有恐惧感。

六、护理措施

(一)一般护理

改善室内环境,保持病床整洁,严重者卧床休息。

(二)饮食护理

饮食营养合理搭配,鼓励患儿多饮水。

(三)药物治疗与护理

早期识别并积极使用退热药物或物理降温避免体温上升到 38℃ 以上尤为重要;家长要知晓病情,间歇或长期服用抗惊厥药物预防热性惊厥的复发,间歇短程预防性治疗包括在发热早期(体温在 37.5 ℃时)及时使用地西泮(包括口服或直肠给药),同时及时退热及治疗原发病,体温降至正常后停止使用止惊药物。如果小孩为复杂性热性惊厥、频繁热性惊厥(每年在 5 次以上)或热性惊厥呈持续状态使用间歇短程治疗无效时,可长期口服抗癫痫药物控制发作达到预热性惊厥的目的,可选择苯巴比妥或丙戊酸钠药物,一般疗程持续到 3～5 岁,同时注意药物不良反应。

(四)病情观察

关于预防热性惊厥复发主要包括两个方面,其中最重要的是家长需要给儿童适当的锻炼、充分的营养,尽量减少或避免在婴幼儿这个阶段患急性发热性疾病。

七、健康指导

(一)疾病知识指导

帮助患儿家属了解并认识小儿热性惊厥的发生、发展及变化过程。加强饮食护理,增强免疫力。

(二)康复指导

预防感染,控制发热程度。有效地延缓病情发展。

(三)出院指导

指导家长及时发现并治疗患儿发热,避免反复发热。注意改善室内环境,饮食营养合理搭配。如发现病情加重及时就医治疗,坚持规范治疗与护理。

第二节 小儿病毒性脑炎

小儿病毒性脑炎是由多种病毒引起的颅内急性炎症。若病变主要累及脑膜,临床表现为病毒性脑膜炎;若病变主要影响大脑实质,则临床表现为病毒性

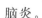

脑炎。

一、病因

(1)1/4～1/3的中枢神经病毒感染病例中确定其致病病毒。其中80％为肠道病毒,其次为虫媒病毒、腺病毒、单纯疱疹病毒、腮腺炎病毒和其他病毒等。

(2)急性颅内病毒感染。

二、临床表现

(一)症状

(1)发热、恶心、呕吐、软弱、嗜睡。

(2)精神情绪异常,如躁狂、幻觉、失语以及定向力、计算力与记忆力障碍等。

(3)反复惊厥发作为主要表现,伴或不伴发热皆可出现癫痫持续状态。

(4)瘫、单瘫、四肢瘫或各种不自主运动。

(二)体征

(1)颈项强直等脑膜刺激征,但无局限性神经系统体征。病程大多在1～2周内。

(2)病毒性脑炎:起病急,临床表现因脑实质部分的病理改变、病变范围和病情严重程度而有所不同。

(3)全身症状可为病原学诊断提供线索。

(4)不同程度的意识障碍和颅内压增高症状。

三、辅助检查

(1)脑电图检查,电波是否正常。

(2)脑脊液检查。

(3)病毒学检查。

(4)神经影像学检查。

四、治疗

本病无特异性治疗。急性期正确的支持与对症治疗是保证病情顺利恢复、降低病死率和致残率的关键治疗原则如下。

(1)维持水、电解质平衡与合理营养供给。

(2)控制脑水肿和颅内高压:①严格限制液体入量。②过度通气将$PaCO_2$控制于20.0～25.0 kPa。③静脉注射脱水剂,如甘露醇、呋塞米等。

（3）控制惊厥发作。

（4）呼吸道和心血管功能的监护与支持。

（5）抗病毒药物。

五、护理评估

（一）健康史

1.患病及诊疗经过

患儿有无各种病毒感染,患儿精神状况、生命体征变化等。

2.目前状况

评估患儿发热程度,是否有惊厥,全身或局限性强直以及癫痫持续状态等情况发生。

3.相关病史

患儿有无上呼吸道感染、病毒感染、发热等相关病史。

（二）身体评估

1.一般状态

评估患儿生命体征、营养状况,注意休息。

2.专科评估

评估患儿发热变化,有无惊厥,病变累及各个系统的改变。

（三）心理-社会评估

患儿家属对脑炎的发生、发展、治疗、预后的知识是否理解,是否产生恐慌心理。

六、护理措施

（1）一般护理:为患儿提供保护性的看护和日常生活的细心护理。

（2）卧床期间协助患儿洗漱、进食、大小便及个人卫生等。

（3）教给家长协助患儿翻身及皮肤护理的方法。保持瘫痪肢体于功能位置。

（4）维持正常体温,体温＞38.5 ℃时给予物理降温或遵医嘱口服药物降温、静脉补液。

（5）注意病情观察、保证营养供应:①患儿取平卧位。②每2小时翻身一次。③密切观察瞳孔及呼吸。④保持呼吸道畅通、给氧。如痰液堵塞,立即气管插管吸痰,必要时做气管切开或使用人工呼吸。⑤对昏迷或吞咽困难的患儿,应尽早给予鼻饲。⑥输注能量合剂营养脑细胞,促进脑功能恢复。⑦控制惊厥、保持镇静。

七、健康指导

(一)疾病知识指导

患儿家属对疾病的认知程度,使其了解治疗、护理以及营养对疾病恢复的重要性。

(二)康复指导

强调注意发热的变化,控制病毒感染的重要性。

(三)出院指导

向患儿及家长介绍病情,做好心理护理,增强战胜疾病的信心。向家长提供保护性看护、日常生活护理的有关知识。指导家长做好智力训练和瘫痪肢体功能训练,出院的患儿应定期随访。

第三节　小儿心力衰竭

心力衰竭是指心脏工作能力(心肌收缩或舒张功能)下降,即心排血量低或相对不足,不能满足全身组织代谢需要的病理状态。

一、病因

(1)先天性心脏病。

(2)儿童时期风湿性心脏病和急性肾炎所致的心力衰竭。

(3)心力衰竭也可继发于病毒性心肌炎、川崎病、心肌病、心内膜弹力纤维增生症等。

(4)贫血、营养不良、电解质紊乱、严重感染、心律失常和心脏负荷过重等。

二、临床表现

(一)症状

(1)乏力、活动后气急、食欲减低、腹痛和咳嗽。

(2)病情较重者可有端坐呼吸,肺底部可闻及湿啰音,并出现水肿,尿量明显减少。

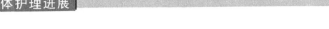

(二)体征

(1)呼吸快速、表浅、频率可达 50～100 次/分。

(2)喂养困难,体质量增长缓慢,烦躁,多汗,哭声低弱。

(3)肺部可闻及干啰音或哮鸣音。

(4)水肿首先见于颜面、眼睑等部位,严重时鼻唇三角区呈现青紫。

三、辅助检查

(一)胸部 X 线检查

心影普遍性扩大,搏动减弱,纹理增多。

(二)心电图检查

心电图检查有助于病因诊断,指导洋地黄用药。

(三)超声心动图检查

超声心动图检查可见心房、心室扩大。

四、治疗

(一)一般治疗

充分休息和睡眠,平卧或取半卧位,避免患儿烦躁、哭闹,可适当应用镇静剂,苯巴比妥、吗啡(0.05 mg/kg)皮下或肌内注射常能取得满意效果,但需警惕呼吸抑制。根据具体情况给予吸氧。应给予容易消化及富有营养的食品,一般饮食中钠盐应减少,要严格的极度低钠饮食。

(二)洋地黄类药物

洋地黄仍是儿科临床上广泛使用的强心药物之一。洋地黄能直接抑制过度的神经内分泌活性。除正性肌力作用外,洋地黄还具有负性传导、负性心率等作用。小儿时期常用的洋地黄药物为地高辛,可口服和静脉注射。婴儿的有效浓度为 2～4 ng/mL,大年龄儿童为 1～2 ng/mL。由于洋地黄的剂量和疗效的关系受到多种因素的影响,所以洋地黄的剂量要个体化。

(三)利尿剂

水、钠潴留为心力衰竭的一个重要病理生理改变,故合理应用利尿剂为治疗心力衰竭的一项重要措施。对急性心力衰竭或肺水肿者可选用快速强效利尿剂,如呋塞米或依他尼酸,其作用快而强,可排出较多的 Na^+,而 K^+ 的损失相对较少。慢性心力衰竭一般联合使用噻嗪类与保钾利尿剂,并采用间歇疗法维持治疗,防止电解质紊乱。

(四)血管扩张剂

1.血管紧张素转换酶抑制剂

血管紧张素转换酶抑制血管紧张素转换酶,减少循环中血管紧张素Ⅱ的浓度来发挥效应。依那普利剂量为每天 0.05～0.1 mg/kg,一次口服。

2.硝普钠

松弛血管平滑肌,扩张小动脉、静脉的血管平滑肌,作用强、起效快、持续时间短。应在动脉压力监护下进行。

3.酚妥拉明

酚妥拉明为 α 受体阻滞剂,以扩张小动脉为主,兼有扩张静脉的作用。其他药物治疗:心力衰竭伴有血压下降时可应用多巴胺,这有助于增加心排血量、提高血压,而心率不一定明显增快。

五、护理评估

(一)健康史

1.患病及诊疗经过
患者有无先心病史,有无病毒感染史,是否用药及用药情况。

2.目前状况
气体交换受损,活动无耐力,有潜在并发症。

3.相关病史
询问患儿是否有先天性心脏病、心肌炎、心内膜弹力纤维增生症等相关疾病。

(二)身体评估

1.一般状态
评估患者的各项生命体征,营养及精神状况。

2.专科评估
患者是否有乏力、活动后气急、腹痛和咳嗽。肺部有无湿啰音。有无水肿情况。

(三)心理-社会评估

(1)评估患儿心理变化,有无分离性焦虑。

(2)了解家长对疾病以及治疗、防护知识的了解程度,家庭状况,评估家长和患儿目前状况。

六、护理措施

(一)一般护理

保持室内温度、湿度适宜,病床整洁舒适。给氧应根据缺氧的轻重程度调节氧流量。

(二)饮食护理

严格掌握、记录每天液体入量、食盐摄入量。食盐量每天不能超过 5 g。给予高蛋白、高维生素、易咀嚼、易消化的清淡饮食,限制总热量的摄入,少量多餐,避免过饱。

(三)休息与活动

让患者取半卧位或端坐位安静休息,限制活动量,尽量减少活动,以免造成疲劳。

(四)呼吸状况监测

血气分析和血氧饱和度等,以判断药物疗效和病情进展。

(五)输液的护理

控制输液量和速度,以防其随意调快滴速,诱发急性肺水肿。

(六)使用血管扩张剂的护理

监测血压,ACEI 有较强的保钾作用与不同类型的利尿剂合用时应特别注意。

(七)皮肤护理

保持床褥柔软、平整、干燥。患儿穿柔软、宽松的衣服。做按摩或翻身时避免损伤皮肤。严重水肿患者可使用气圈或气垫床,保持患者皮肤清洁,注意观察皮肤状况,预防压疮的发生。

(八)使用 ACEI 的护理

遵医嘱正确使用 ACEI,ACEI 有较强的保钾作用,与保钾利尿剂合用时应特别注意。

(九)使用利尿剂的护理

遵医嘱正确使用利尿剂,并注意观察和预防其不良反应。主要不良反应是低钾血症,静脉补钾时每 500 mL 液体中氯化钾含量不宜超过 1.5 g,且速度不宜

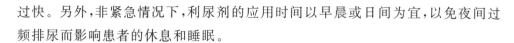

过快。另外,非紧急情况下,利尿剂的应用时间以早晨或日间为宜,以免夜间过频排尿而影响患者的休息和睡眠。

(十)使用洋地黄的护理

(1)洋地黄用药安全性很小,用量个体差异较大。

(2)洋地黄中毒最重要的表现是各类心律失常。

(十一)洋地黄中毒的处理

(1)立即停药。

(2)快速性心律失常者可选用苯妥英钠或利多卡因。

(3)血钾浓度低应补充钾盐,可口服或静脉补充氯化钾;并停用排钾利尿剂。

七、健康指导

(一)疾病知识指导

帮助患儿家属了解疾病的发生原因及变化过程。指导如何给患儿增加营养。

(二)康复指导

强调预防感染的重要性,严密监测洋地黄用药反应。

(三)出院指导

(1)预防感染。

(2)避免劳累。

(3)防止情绪激动。

(4)有先天性心脏病的患儿选择适当时机及时手术治疗。

(5)有些长期服用洋地黄药物者要注意防止发生心力衰竭。

(6)患病后及时治疗。

第四节　小儿急性感染性喉炎

急性感染性喉炎是由病毒或细菌等引起的喉部黏膜的急性炎症,多见于5岁以下的儿童,冬、春季发病较多。由于小儿喉腔狭小、黏膜下血管淋巴组织丰富,声门下组织疏松等解剖特点,患儿易出现犬吠样咳嗽、声音嘶哑、吸气性喉鸣伴呼吸困难,严重时出现喉梗阻症状,若处理不及时,可危及生命。

一、护理评估

(一)病史

询问发病情况,病前有无上呼吸道感染现象。

(二)临床表现

1.症状

(1)发热:患儿可有不同程度的发热,严重时体温可高达 40 ℃以上并伴有中毒症状。

(2)咳嗽:轻者为刺激性咳嗽,伴有声音嘶哑,较重的有犬吠样咳嗽。

(3)喉梗阻症状:呈吸气性喉鸣、三凹症,重者迅速出现烦躁不安、吸气性呼吸困难、青紫、心率加快等缺氧症状。临床将喉梗阻分为 4 度。

一度喉梗阻:安静时如常人,但活动(或受刺激)后可出现喉鸣及吸气性呼吸困难。胸部听诊呼吸音清晰,心率无改变。

二度喉梗阻:即使在安静状态下也有喉鸣和吸气性呼吸困难。听诊可闻喉鸣传导或气管呼吸音,呼吸音强度大致正常。心率稍快,一般状况尚好。

三度喉梗阻:吸气性呼吸困难严重,除上述表现外,还因缺氧严重而出现明显发绀,患儿常极度不安、躁动、恐惧、大汗,胸廓塌陷,呼吸音明显减低。心率增快,常>140 次/分,心音低钝。

四度喉梗阻:由于呼吸衰竭以及逐渐体力耗竭,患儿极度衰竭,呈昏睡状或进入昏迷,三凹征反而不明显,呼吸微弱,呼吸音几乎消失,胸廓塌陷明显,心率或慢或快,心律不齐,心音微弱,面色由发绀变成苍白或灰白。

2.体征

咽部充血,肺部无湿性啰音。直达喉镜检查可见黏膜充血肿胀,声门下黏膜呈梭状肿胀,黏膜表面有时附有黏稠性分泌物。

(三)社会和心理评估

评估患儿及家长的心理状态,对疾病的了解程度,家庭环境及经济情况,了解患儿有无住院的经历。

(四)辅助检查

了解病原学及血常规检查结果。

二、护理问题

(一)低效性呼吸形态

低效性呼吸形态与喉头水肿有关。

(二)舒适的改变

舒适的改变与咳嗽、呼吸困难有关。

(三)窒息

本病有窒息的危险与喉梗阻有关。

(四)体温过高

体温过高与感染有关。

三、护理措施

(一)改善呼吸功能

(1)保持室内空气清新,每天定时通风 2 次,保持室内湿度在 60%左右,以缓解喉肌痉挛,湿化气道。

(2)适当抬高患儿颈肩部,怀抱小儿使头部稍后仰以保持气道通畅,体位舒适。

(3)二度以上喉梗阻患儿应给予吸氧。

(4)吸入用布地奈德混悬液＋肾上腺素用生理盐水稀释后雾化吸入,每天 3～4 次。以消除喉水肿,恢复气道通畅。

(5)指导较大患儿进行有效的咳嗽,当患儿剧烈咳嗽时,可嘱患儿深呼吸以抑制咳嗽。

(二)密切观察病情变化

根据患儿三凹征、喉鸣、青紫及烦躁的表现来判断缺氧的程度,及时发现喉梗阻,积极处理,避免窒息。如有喉梗阻先兆,立即通知医师,备好抢救物品,积极配合抢救。

(三)发热护理

监测体温变化,发热时给温水擦浴,解热贴敷前额,必要时按医嘱给予药物降温。

(四)提高患儿的舒适度

卧床休息,减少活动,各种护理操作尽量集中进行,避免哭闹。一般情况下不用镇静剂,若患儿过度烦躁不安,可遵医嘱用地西泮、苯巴比妥肌内注射或10％水合氯醛灌肠。因氯丙嗪及吗啡有抑制呼吸的作用,不宜应用。

(五)其他措施

(1)向患儿家长讲解疾病的有关知识和护理要点,指导家长耐心细致地喂养,进食易消化的流质或半流质,多饮水,不吃有刺激性的食物,避免患儿进食时发生呛咳。

(2)向家长说明雾化吸入的重要性,鼓励患儿配合治疗。

(3)避免哭闹时间过长,或因吸入有害气体或进食辛辣食物刺激、损伤喉部。

第五节　小儿支气管肺炎

支气管肺炎是累及支气管壁和肺泡的炎症,一年四季均可发病,北方多发生于冬春寒冷季节及气候骤变时。支气管肺炎是儿童尤其是婴儿常见的感染性疾病,是儿童住院的最常见原因,2岁以内儿童多发。

一、病因

(1)呼吸系统生理解剖上的特点。

(2)免疫系统的防御功能尚未充分发展。

(3)反复局部感染,病灶较大。

二、临床表现

(一)症状

(1)不规则发热。

(2)刺激性干咳。

(3)气促,呼吸加快。

(4)全身症状乏力等。

(二)体征

(1)呼吸频率加快,40～80次/分,吸气性凹陷及鼻翼翕动。

(2)口周、鼻唇沟及指(趾)端发绀。

(3)肺部早期啰音不明显,以后有中细湿啰音,集中于背部两侧下方及脊柱两旁。

三、辅助检查

(一)外周血检查

白细胞计数升高、中性粒细胞增多、C反应蛋白上升、降钙素原升高提示细菌感染,用药有效后迅速下降。

(二)病原学检查

细菌学检查、病毒学检查等其他病原学检查。

(三)胸部 X 线检查

肺纹理增强,透光度减低。两肺下野出现大小不等点状或小斑片状影。

四、治疗

小儿支气管肺炎治疗的目的是改善肺部通气、控制肺部炎症、根据所表现出来的症状对症治疗,积极治疗,防止并发症。

(一)一般治疗

室内空气要流通,注意隔离以防交叉感染,经常变换体位,以减少肺部淤血,促进炎症吸收。注意水、电解质的补充,纠正酸中毒和电解质紊乱,但要注意输液速度,过快可加重心脏负担。适当的液体补充还有助于气道的湿化。

(二)抗感染治疗

(1)明确为细菌感染或病毒感染继发细菌感染者应使用抗菌药物。

(2)抗病毒治疗:利巴韦林可口服或静脉滴注。若为流感病毒感染,可用磷酸奥司他韦口服。部分中药制剂有一定抗病毒疗效。

(三)对症治疗

1.氧疗

患儿烦躁、发绀或动脉血氧分压<8.0 kPa(60 mmHg)需及时吸氧,多用鼻前庭导管给氧,经湿化的氧气的流量为 0.5～1 L/min,氧浓度不超过 40%。新生儿或婴幼儿可用面罩、鼻塞给氧,面罩给氧流量为 2～4 L/min,氧浓度为 50%～60%。

2.及时清除鼻痂、鼻腔分泌物和吸痰

保持呼吸道通畅,改善通气功能,严重病例宜短期使用机械通气(人工呼吸机),接受机械通气者尤应注意气道湿化、变换体位和拍背,保持气道湿度和通畅。

3.补充钾盐

低钾血症者应补充钾盐。缺氧中毒性肠麻痹时,应禁食和胃肠减压。

4.糖皮质激素

糖皮质激素可减少炎症渗出,解除支气管痉挛,改善血管通透性和微循环,降低颅内压。

5.其他

高热患儿可用物理降温。

五、护理评估

(一)健康史

1.患儿患病及诊疗经过

询问有无天气变化、受凉等诱因,既往患病的诊断、治疗、护理的经过,服用过退烧、消炎、祛痰药的种类、剂量及效果。

2.目前状况

评估发热的热型及持续时间。咳嗽的程度与病情发展时期不同有关。有呼吸急促、精神不振、烦躁不安、呕吐、腹泻等全身症状表现。

3.相关病史

询问患儿家属,患儿有无呼吸系统的基础疾病,有无营养不良、维生素 D 缺乏性佝偻病等。有无先天性心脏病、免疫缺陷等相关疾病。

(二)身体评估

1.一般状态

评估患儿生命体征、营养情况,以及二便是否正常。

2.专科评估

患儿是否有发热、口唇发绀、吸气性凹陷等表现。肺部叩诊有无浊音或实音;听诊有无呼吸音变化、干湿啰音等。

(三)心理-社会评估

患儿产生焦虑哭闹,与环境陌生、父母分离有关。家属对小儿支气管肺炎发生、病程、预后及健康保健知识是否了解。

六、护理措施

(一)一般护理

保持室内空气新鲜,定时开窗通风,避免直吹或对流风。室温维持在 18～22 ℃,湿度以 60％为宜。

(二)饮食护理

宜给予易消化、营养丰富的流质或半流质饮食,多喂水。少量多餐,避免过饱影响呼吸。

(三)药物治疗与护理

重症患者不能进食时给予静脉输液,输液时应严格控制输液量及滴注速度,最好使用输液泵,保持均匀滴入。

(四)体位引流及护理

帮助患儿取合适的体位并经常更换,翻身拍背,防止坠积性肺炎。方法是五指并拢,稍向内合掌,由下向上、由外向内的轻拍背部。指导和鼓励患儿进行有效的咳嗽。按医嘱给予祛痰剂。

(五)并发症护理

最常见的并发症是心力衰竭、缺氧中毒性脑病。护士应严密观察病情。

(1)发热者应注意体温的监测,警惕热性惊厥的发生,并采取相应的降温措施。若患儿突然口吐粉红色泡沫痰,应考虑肺水肿,可给患儿吸入经 20％～30％乙醇湿化的氧气,间歇吸入,每次吸入不宜超过 20 分钟。

(2)保持呼吸道通畅,凡有缺氧症状,如呼吸困难、口唇发绀、烦躁、面色灰白等情况时应立即给氧。氧流量为 0.5～1 L/min,氧浓度不超 40％,缺氧明显者可用面罩给氧,氧流量 2～4 L/min,氧浓度 50％～60％。若出现呼吸衰竭,则使用人工呼吸机。

(3)抢救时患儿出现烦躁、嗜睡、惊厥、昏迷、呼吸不规则等,应考虑脑水肿、病毒性脑病的可能,应立即报告医师并配合抢救。若患儿病情突然加重,体温持续不降或退而复升,咳嗽和呼吸困难加重,面色青紫,应考虑脓胸或脓气胸的可能,及时报告医师并配合抢救。

七、健康指导

(一)疾病知识指导

帮助患儿家属了解疾病的发生、发展与治疗、护理的过程。向患儿家属讲解加强营养对疾病恢复的重要性。

(二)康复指导

指导家属教会患儿不随地吐痰,咳嗽时应用手帕或纸巾捂住嘴,尽量使痰飞沫不向周围喷射,防止疾病传播。

(三)出院指导

1.疾病预防指导

预防呼吸道感染、预防感冒、避免环境污染。

2.生活指导

鼓励患儿多活动,增强免疫力。

3.病情监测指导

向患儿家长讲解疾病的有关知识,让家长了解所用药物的名称、剂量、用法及不良反应。指导家长合理喂养,婴儿期提倡母乳喂养;多进行户外活动;注意气候变化,及时增减衣服,避免着凉,发生上呼吸道感染时应及时治疗,以免继发肺炎。

第六节 小 儿 腹 泻

小儿腹泻病是一组由多病原、多因素引起的以大便次数增多和大便性状改变为特点的消化道综合征。

一、病因

病因分为感染性及非感染性原因。

(一)感染因素

(1)病毒感染:主要为肠道病毒,如轮状病毒、柯萨奇病毒、埃可病毒等。

(2)细菌感染:沙门菌属、志贺菌属、大肠埃希菌、弯曲菌、金黄色葡萄球菌等。

(3)真菌:念珠菌、曲霉、毛霉,婴儿以白色念珠菌性肠炎多见。

(4)寄生虫:常见为蓝氏贾第鞭毛虫、阿米巴原虫和隐孢子虫等。

(5)肠道外感染。

(6)使用抗生素引起的腹泻。

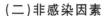

(二)非感染因素

(1)消化系统发育尚未成熟。

(2)生长发育快。

(3)机体防御功能差。

(4)肠道菌群失调。

(5)人工喂养。

二、临床表现

(一)症状

轻型表现为食欲缺乏,偶有溢乳或呕吐,大便次数增多,但每次大便量不多,稀薄或带水,呈黄色或黄绿色,有酸味,常见白色或黄白色奶瓣和泡沫。无脱水及全身中毒症状,多在数日内痊愈。重型除有较重的胃肠道症状外,还有较明显的脱水、电解质紊乱和全身感染中毒症状,如发热或体温不升、精神烦躁或萎靡、嗜睡、面色苍白、意识模糊甚至昏迷、休克。

(二)体征

1.轮状病毒肠炎

轮状病毒是婴儿腹泻最常见的病原体。轮状病毒肠炎呈散发或小流行,经粪-口传播,也可通过气溶胶形式经呼吸道感染而致病。潜伏期1～3天,多发生在6～24个月的婴幼儿。起病急,常伴发热和上呼吸道感染症状,多数无明显感染中毒症状。

2.诺如病毒肠炎

全年散发,暴发高峰多见于寒冷季节(11月至第二年2月)。该病毒是集体机构急性暴发性胃肠炎的首要病原体,急性起病。首发症状多为阵发性腹痛、恶心、呕吐和腹泻,全身症状有畏寒、发热、头痛乏力和肌痛等。

3.产毒性细菌引起的肠炎

产毒性细菌引起的肠炎多发生在夏季。潜伏期1～2天,起病较急。轻症仅大便次数稍增,性状轻微改变。重症腹泻频繁、量多,呈水样或蛋花样、混有黏液,镜检无白细胞。伴呕吐,常发生水、电解质和酸碱平衡紊乱。本病为自限性疾病,自然病程一般为3～7天,亦可较长。

4.侵袭性细菌引起的肠炎

侵袭性细菌包括侵袭性大肠埃希菌、空肠弯曲菌、鼠伤寒沙门菌等。侵袭性细菌引起的肠炎全年均可发病,多见于夏季。潜伏期长短不等。一般表现为急性起病,甚至可以发生高热惊厥。腹泻频繁,大便呈黏液状,带脓血,有腥臭味。常伴恶心、呕吐、腹痛和里急后重,可出现严重的中毒症状,如高热、意识改变,甚至感染性休克。

5.出血性大肠埃希菌肠炎

大便次数增多,开始为黄色水样便,后转为血水便,有特殊臭味。

6.抗生素相关性腹泻

(1)金黄色葡萄球菌肠炎:表现为发热、呕吐、腹泻、不同程度的中毒症状、脱水和电解质紊乱,甚至发生休克。

(2)假膜性小肠结肠炎:表现为腹泻,轻症大便每天次数增多,停用抗生素后很快痊愈。

(3)真菌性肠炎:多为白色念珠菌所致,大便次数增多,黄色稀便,泡沫较多,带黏液,有时可见豆腐渣样细块(菌落)。

7.迁延性和慢性腹泻

病因复杂,感染、食物过敏、酶缺陷、药物因素、先天性畸形等均可引起。以急性腹泻治疗不当、迁延不愈最为常见。

三、辅助检查

(1)粪便常规检查,肠道菌群分析。

(2)小肠黏膜活检。

(3)食物回避-激发试验。

(4)消化道造影或 CT 检查。

四、治疗

治疗原则为调整饮食,预防和纠正脱水,合理用药,加强护理,预防并发症。急性腹泻应多注意维持水、电解质平衡;迁延性及慢性腹泻则应注意肠道菌群失调及配合饮食疗法。

(一)急性腹泻的治疗

1.饮食疗法

(1)继续饮食,满足生理需要,补充疾病消耗,以缩短腹泻后的康复时间。有严重呕吐者可暂时禁食4～6小时(不禁水),尽快恢复母乳及原来已经熟悉的饮食,由少到多,由稀到稠,喂食与患儿年龄相适应的易消化饮食。

(2)纠正水、电解质紊乱及酸碱失衡,补钙、补镁。

2.药物治疗

(1)控制感染:根据症状可选用苯唑西林钠、万古霉素、利福平、甲硝唑或抗真菌药物治疗。

(2)肠道微生态疗法:常用双歧杆菌、嗜酸乳杆菌、酪酸梭状芽孢杆菌、地衣芽孢杆菌、枯草芽孢杆菌、蜡样芽孢杆菌、布拉酵母等制剂。

(3)肠黏膜保护剂:常用蒙脱石散。

(4)抗分泌治疗。

(5)避免用止泻剂。

(6)补锌治疗:用于急性腹泻患儿,应每天给予元素锌 20 mg(＞6 个月),6 个月以下婴儿每天 10 mg,疗程 10～14 天。

(二)迁延性和慢性腹泻治疗

积极寻找引起病程迁延的原因,针对病因进行治疗,切忌滥用抗生素,避免顽固的肠道菌群失调。预防和治疗脱水,纠正电解质及酸碱平衡紊乱。

(1)调整饮食,应继续母乳喂养。

(2)双糖不耐受患儿食用含双糖的饮食可使腹泻加重,其中以乳糖不耐受最多见,减少饮食中的双糖负荷。

(3)过敏性腹泻的治疗。

(4)要素饮食。

(5)静脉营养:脂肪乳剂每天 2～3 g/kg,复方氨基酸每天 2～2.5 g/kg,葡萄糖每天 12～15 g/kg,电解质及多种微量元素适量,液体每天 120～150 mL/kg,热量每天 50～90 cal/kg。

(6)药物治疗:抗生素仅用于分离出特异性病原的感染患儿,并根据药物敏感试验选用。

(7)中医辨证论治有良好的疗效,并可配合中药、推拿、捏脊等。

五、护理评估

(一)健康史

1.患病及诊疗经过

患儿有无病毒感染史,是否用药及用药后情况。

2.相关病史

询问患儿是否有饮食不洁,腹部受凉,病毒感染等相关病史。

(二)身体评估

1.一般状态

评估患儿饮食情况,生命体征是否变化,排泄情况。

2.目前状况

评估患儿腹泻的频率及大便的性状,是否有脱水、电解质紊乱表现。

3.专科评估

患儿是否有脱水、大便次数性状异常、电解质及酸碱平衡紊乱。

(三)心理-社会评估

(1)了解患儿对陌生环境产生的恐惧。

(2)评估家庭居住环境、经济状况、卫生习惯。

(3)评估家长对疾病的心理反应及认识程度。

六、护理措施

(一)一般护理

(1)评估相关因素,去除病因。

(2)观察并记录排便次数、性状及腹泻量,收集粪便送检。

(3)做好消毒隔离,与其他小儿分室居住。

(二)饮食护理

母乳喂养者应继续母乳喂养,暂停辅食,缩短每次喂乳时间,少量多次喂哺。人工喂养者,暂停牛奶和其他辅食 4~6 小时后(或脱水纠正后),继续进食。饮食调整原则为由少到多、由稀到稠、尽量鼓励多吃,逐渐恢复到平时饮食,调整速度与时间取决于患儿对饮食的耐受情况。遇脱水严重、呕吐频繁的患儿,宜暂禁食,先纠正水和电解质紊乱,病情好转后恢复喂养。

(三)药物治疗与护理

1.口服补液盐

口服补液盐液适用于轻、中度脱水而无严重呕吐者。

2.静脉补液

静脉补液适用于中度以上脱水的患儿,应注意以下几点。

(1)输液速度过快易发生心力衰竭及肺水肿,速度过慢脱水不能及时纠正。

(2)补液中应密切观察患儿前囟、皮肤弹性、眼窝凹陷情况及尿量。

(3)及时观察静脉输液是否通畅,局部有无渗液、红肿。

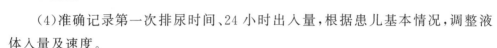

(4)准确记录第一次排尿时间、24小时出入量,根据患儿基本情况,调整液体入量及速度。

(四)皮肤护理

选用清洁、柔软的尿布,避免使用塑料包裹,注意及时更换,每次便后用温水清洗臀部,蘸干,涂油,保持会阴部及肛周皮肤干燥,预防臀红。

(五)观察病情

(1)补液后密切观察患儿的精神、肌张力及腱反射等变化,注意有无低钾血症或低钙血症的表现,遵医嘱及时采血做电解质分析。

(2)密切观察酸中毒的症状和体征,遵医嘱采血、补充碱性溶液。

(六)对症处理

1.眼部护理

可用生理盐水浸润结膜,点眼药膏,眼罩覆盖。

2.腹痛护理

可轻轻按摩患儿腹部,做好腹部保暖或热敷,转移患儿注意力。

七、健康指导

(一)疾病知识指导

指导家属了解此病的发生原因、主要表现、如何护理。

(二)康复指导

告知家属饮食护理及补液对疾病的重要性。掌握患儿精神变化,控制病情发展。

(三)出院指导

(1)根据家长的文化程度及理解能力介绍婴儿腹泻的病因、转归和护理要点。

(2)指导家长注意做好患儿的家庭护理。

(3)指导家长注意患儿的臀部清洁,以免粪便刺激皮肤造成臀红。

(4)嘱咐家长在患儿出院后要注意饮食卫生、合理喂养、气候变化,要注意患儿保暖。

(5)在服用微生态制剂时,应指导家长注意避开抗生素使用时间,一般抗生素如青霉素、头孢菌素类药物等,半衰期平均为1~2小时。

（6）讲解消化道黏膜保护剂的作用及注意事项，如服用蒙脱石散时不能和其他药物同时服用，以防其他药物被吸附，应在两次奶或餐中间的时间服用。

第七节　小儿贫血

贫血是指外周血中单位容积内的红细胞数或血红蛋白量低于正常。婴儿和儿童的红细胞数和血红蛋白量随年龄不同而有差异。

一、病因

(一)红细胞和血红蛋白生成不足

（1）造血物质缺乏：如铁缺乏、维生素 B_{12} 和叶酸缺乏、维生素 A 缺乏、维生素 B_6 缺乏、铜缺乏、维生素 C 缺乏、蛋白质缺乏等。

（2）骨髓造血功能障碍。

（3）感染性及炎症性贫血。

（4）其他：慢性肾病所致贫血、铅中毒所致贫血、癌症性贫血等。

(二)溶血性贫血

溶血性贫血可由红细胞内在异常或红细胞外在因素引起。

1.红细胞内在异常

（1）红细胞膜结构缺陷。

（2）红细胞酶缺乏。

（3）血红蛋白合成或结构异常。

2.红细胞外在因素

（1）免疫因素体内存在破坏红细胞的抗体。

（2）非免疫因素如感染、脾功能亢进、弥散性血管内凝血等。

（3）失血性贫血包括急性失血和慢性失血引起的贫血。

二、临床表现

(一)症状

（1）皮肤、黏膜苍白。

（2）贫血时可出现呼吸加速、心率加快、脉搏加强、动脉压增高，有时可见毛细血管搏动。

（3）胃肠蠕动及消化酶分泌功能均受影响,出现食欲减退、恶心、腹胀或便秘等。

（4）常表现为精神不振、注意力不集中、情绪易激动等。

(二)体征

（1）易疲倦、毛发干枯、营养低下、体格发育迟缓。

（2）肝、脾和淋巴结肿大,外周血中可出现有核红细胞、幼稚粒细胞。

（3）急性失血或溶血,虽贫血程度轻,亦可引起严重症状甚至休克;慢性贫血,若机体各器官的代偿功能较好,可无症状或症状较轻,当代偿不全时才逐渐出现症状。

三、辅助检查

（1）外周血象检查。

（2）骨髓检查。

（3）血红蛋白分析检查。

（4）红细胞酶活力测定。

四、治疗

(一)去除病因

去除病因是治疗贫血的关键,有些贫血在病因去除后很快可以治愈。

(二)一般治疗

加强护理,预防感染,改善饮食质量和搭配等。

(三)药物治疗

针对贫血的病因选择有效的药物给予治疗。

(四)输红细胞

当贫血引起心功能不全时,输红细胞是抢救措施。对于贫血合并肺炎的患儿,每次输红细胞量更应减少,速度减慢。

(五)造血干细胞移植

婴幼儿贫血易合并急、慢性感染,营养不良,消化功能紊乱等,应予积极治疗。

五、护理评估

(一)健康史

1.患病及诊疗经过

评估有无外界因素,是否有红细胞和血红蛋白生成不足。

2.目前状况

评估贫血的类别及贫血程度。有无皮肤、黏膜苍白及各系统症状。

3.相关病史

评估有无慢性肾病、免疫因素、非免疫因素(如感染、物理化学因素等相关疾病)。

(二)身体评估

1.一般状态

评估患儿的精神状态,生命体征是否平稳。

2.专科评估

评估患儿是否有面色苍白、易疲倦、毛发干枯、营养低下、体格发育迟缓等。

(三)心理-社会评估

家属对疾病认识不足产生恐慌心理,对本病病因及预防知识的了解程度及家庭背景。

六、护理措施

(一)一般护理

(1)合理安排饮食提倡母乳喂养,及时添加含铁或维生素 B_{12} 及叶酸丰富的辅食,改善饮食结构。

(2)采取措施增加患儿食欲,培养良好的饮食习惯,纠正偏食,避免食用蚕豆及其制品,忌服有氧化作用的药物。

(二)用药治疗及护理

1.补充铁剂

缺铁性贫血者补充铁剂,补铁应注意以下几个方面。

(1)从小剂量开始,逐渐增加至全量,并在两餐之间服用,减少对胃的刺激。

(2)与稀盐酸和/或维生素 C、果糖等同服,促进铁吸收。

(3)忌与影响铁吸收的食品,如茶、咖啡、牛乳、钙片、植酸盐等同服。

（4）服用铁剂时可用吸管服药或服药后漱口,以防牙齿被染黑。

（5）肌内注射铁剂时,应深部肌内注射。

（6）首次注射右旋糖酐铁后应观察 1 小时,警惕发生变态反应。

（7）疗效判断:用药 2～3 天后,网织红细胞开始上升,5～7 天达高峰,1～2 周后血红蛋白逐渐上升,通常于治疗 3～4 周后达到正常。一般在血红蛋白恢复正常后再继续用药 8 周以增加铁储存。

2.补充维生素 B_{12} 和叶酸

巨幼红细胞性贫血者补充维生素 B_{12} 和叶酸,同时口服维生素 C,恢复期加服铁剂。

3.休息与活动

适当安排休息和活动。

4.预防感染

居室应阳光充足、空气新鲜,温、湿度要适宜,每天进行 2 次口腔护理;观察皮肤、黏膜、呼吸系统等有无感染迹象,随时给予护理。

5.防止心力衰竭

密切观察病情,注意心率、呼吸、面色、尿量等变化。

七、健康指导

（一）疾病知识指导

预防贫血,积极寻找病因。避免感染,增强免疫力。

（二）康复指导

加强护理,改善饮食,注意营养搭配。坚持治疗,避免病情加剧。

（三）出院指导

（1）宣教科学喂养的方法,及时添加辅食,改善饮食习惯。

（2）做好宣教,掌握口服铁剂的方法及注意事项。

（3）解除思想压力。

（4）加强预防宣教,强调孕妇及哺乳期妇女预防,婴儿应提倡母乳喂养,并及时添加辅食,早产儿从 2 个月开始补充铁剂,足月儿从 4 个月开始。

第八节 水 痘

水痘是由水痘-带状疱疹病毒引起的传染性极强的儿童期出疹性疾病。

一、病因

(1)水痘患者为本病的传染源。

(2)通过空气、飞沫经呼吸道传染。

(3)可通过接触患者疱疹浆液或被污染的用具而感染。

二、临床表现

(一)症状

(1)典型水痘:出疹前可出现前驱症状,如发热、不适和厌食等。

(2)最初的皮疹为斑疹和丘疹,继之变为透明、饱满的水疱。

(3)皮疹陆续、分批出现,伴明显痒感。

(4)黏膜皮疹还可出现在口腔、眼结膜、生殖器等处。皮疹结痂后多不留瘢痕。

(二)体征

(1)24~48小时出现皮疹,首发于头、面和躯干,继而扩展到四肢,末端稀少,呈向心性分布。

(2)斑疹、丘疹、疱疹和结痂同时存在。

(3)全身症状较轻,病程长短不一,皮疹结痂后不留瘢痕。

(4)先天性水痘:母亲在妊娠早期感染水痘可导致胎儿多发性畸形;若母亲发生水痘数天后分娩可导致新生儿水痘,病死率可达25%~30%。

三、辅助检查

(1)外周血白细胞计数:白细胞计数正常或者稍低。

(2)疱疹刮片,疱疹液直接荧光抗体染色,此方法简单有效。

(3)病毒分离。

(4)血清学检查。

四、治疗

水痘是自限性疾病,一般以对症处理为主。

（1）患者应隔离，加强护理，如勤换内衣、剪短患儿指甲、戴手套以防抓伤和减少继发感染等。

（2）保持空气流通，供给足够水分和易消化食物。

（3）抗病毒药物首选阿昔洛韦，应尽早使用，一般应在皮疹出现的48小时内开始。口服每次20 mg/kg（<800 mg），每天4次。

（4）重症患者需静脉给药，继发细菌感染时可给予抗生素治疗。

五、护理评估

(一)健康史

1.患病及诊疗经过

评估有无接触水痘患者，或者接触患者所用用具及衣物等。

2.目前状况

评估皮疹类型、水疱分布情况、是否伴有痒感等。

3.相关病史

评估是否有带状疱疹病毒感染、接触水痘患者等相关病史。

(二)身体评估

1.一般状态

评估患儿的精神状态、生命体征、皮肤受损情况。

2.专科评估

皮疹与病毒感染有关，评估患儿是否存在皮肤黏膜受损、高热、中毒、继发感染等。

(三)心理-社会评估

评估患儿及家长对本疾病的认识，能否正确配合治疗和护理。

六、护理措施

(一)一般护理

注意消毒与清洁，房间尽可能让阳光照射，打开玻璃窗。

(二)饮食护理

要让患儿休息，吃富有营养、易消化的食物，要多喝开水和果汁。

(三)传染源的护理

对接触水痘疱疹液的衣服、被褥、毛巾、敷料、玩具、餐具等，分别采取洗、晒、烫、煮、烧、消毒,不与健康人共用。勤换衣被,保持皮肤清洁。

(四)病情观察

如发现出疹后患儿持续高热不退、咳喘,或呕吐、头痛、烦躁不安,或嗜睡、惊厥时应及时送医院就医。

(五)皮肤的护理

避免用手抓破疱疹,特别是注意不要抓破面部的痘疹,指甲剪短,保持手的清洁。

七、健康指导

(1)控制感染源。

(2)隔离患儿至皮疹全部结痂为止,对有接触史的患儿应检疫3周。

(3)水痘减毒活疫苗是一种在许多国家被批准临床应用的人类疱疹病毒疫苗,接种后的随访观察发现水痘疫苗对接种者具有较好的保护作用。

第九节　传染性单核细胞增多症

传染性单核细胞增多症是由EB病毒所引起的淋巴细胞增生性、急性、自限性疾病。主要临床特征为发热,咽痛,肝、脾淋巴结肿大,外周血中淋巴细胞数显著增多,并出现异常淋巴细胞,嗜异性凝集试验呈阳性,血清中可检出抗EB病毒抗体。

一、护理评估

(一)病史

询问患儿是否感染EB病毒或有与此类患者的接触史。

(二)临床表现

不规则发热、淋巴结肿大、咽喉部充血、皮疹。

1.症状

(1)潜伏期:小儿潜伏期较短,4～15天,大多为10天,青年期潜伏期可达30天。

(2)发病:或急或缓,半数有前驱期,继之有发热、咽痛、全身不适、恶心、疲乏、出汗、呼吸急促、头痛、颈淋巴结肿大等。绝大多数患儿均有不同程度的发热,热型不定,一般波动在 39 ℃左右,但幼儿多不发热或仅为低热。淋巴结急性肿大为本病的特征之一,以颈部淋巴结肿大常见。

(3)部分患儿亦可有皮疹,疹型多样无特异性。

2.体征

(1)淋巴结肿大:肿大部位主要在双侧前后颈部,两侧可不对称,柔韧,无压痛,互不粘连。肿大淋巴结亦可出现在腋窝、肱骨上髁及鼠蹊部。

(2)咽峡炎:扁桃体充血、肿大,扁桃体陷窝可见白色渗出物,偶可形成假膜。

(3)肝大、脾大:约有 20% 的病例可有肝大、肝区压痛,偶有黄疸。部分患者脾大。

(三)辅助检查

1.血常规

淋巴细胞总数增高,高于 $5.0×10^9$/L,其中非典型性淋巴细胞多达 $10×10^9$/L 以上,白细胞总数只中度增加,多见于病程第 2 周。血小板计数常见减少,可能与病毒直接损伤及免疫复合物作用有关。

2.血清嗜异性凝集反应

一般认为检查结果 1∶40 以上即为阳性反应,1∶80 以上更有意义。此项检查于起病 5 天后即可呈阳性反应,一般在疾病的第 2~3 周达高峰,可持续 2~5 个月。

3.EB 病毒特异性抗体

(1)抗衣壳抗原抗体:分 IgM 和 IgG 两型,分别出现在本病的急性期及恢复期,IgM 可维持 4~8 周,IgG 可终身存在。

(2)抗早期抗原抗体:分弥漫性 D 和限制性 R 两种。D 多见于青少年,阳性率 70%,维持 3~6 个月;R 多见于小年龄儿,在病后 2 周以上出现高峰,一般维持 2 个月至 3 年。

(3)抗核心抗原抗体:出现于发病后 4~6 周,阳性的效价亦较低,但可持续终身。如发现该抗体,则提示感染实际早已存在。

(4)EB 病毒培养:临床上极少应用。

(5)EB 病毒 DNA 的检测:血清 EB 病毒 DNA 含量高,提示存在病毒血症。

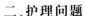

二、护理问题

(一)扁桃体炎及咽喉痛

EB 病毒进入易感者口腔后,即侵犯扁桃体中的 B 淋巴细胞并在细胞中复制,导致扁桃体炎及咽喉痛。

(二)病毒血症

病毒进入口腔后,在咽部淋巴组织内繁殖导致。

(三)肝脾大及肝功能不正常

通过病毒血症或受感染的 B 淋巴细胞播散,可感染其他部位的 B 淋巴细胞。

三、护理措施

(一)隔离

呼吸道隔离,本病以经口、鼻密切接触为主要传播途径,也可经飞沫及输血传播。

(二)休息

发病初期应卧床休息 2～3 周。

(三)饮食

给予清淡、易消化、高蛋白、高维生素流质或半流质食物,少食干硬、酸性、辛辣食物,保证供给充足的水分,每天的饮水量,少儿为 1 000～1 500 mL,成人为 1 500～2 000 mL。

(四)观察要点

(1)密切观察患者面色、神志、脉搏、呼吸、血压等生命体征情况。

(2)注意观察体温变化及伴随的症状,体温超过 38.5 ℃时应给予物理和药物降温。

(五)对症护理

(1)发热患者多饮水,体温过高者遵医嘱给予降温措施。

(2)加强口腔护理,保持口腔清洁。

(3)皮肤护理:注意保持皮肤清洁,每天用温水清洗皮肤,及时更换衣服,衣服应质地柔软、清洁、干燥,避免刺激皮肤。保持手的清洁更重要,应剪短指甲,切勿搔抓皮肤,防止皮肤破溃感染。

(4)肝脾的护理:肝大、转氨酶高时可口服维生素 C 及其他保肝药物以保护肝脏。脾大时应避免剧烈运动(特别是在发病的第二周),以免发生外伤引起脾破裂。

(5)淋巴结肿大的患者要注意定期复查血象,因淋巴结消退比较慢,可达数月之久。

(六)心理护理

向患者及家属讲解疾病相关知识,治疗与转归,获取治疗护理配合,减少焦虑情绪。

参考文献

[1] 赵蕾.临床常见病整体护理进展[M].哈尔滨:黑龙江科学技术出版社,2019.

[2] 于涛.临床常见病整体护理进展[M].北京:科学技术文献出版社,2019.

[3] 张世叶.临床护理与护理管理[M].哈尔滨:黑龙江科学技术出版社,2020.

[4] 艾翠翠.现代疾病护理要点[M].长春:吉林科学技术出版社,2019.

[5] 管清芬.基础护理与护理实践[M].长春:吉林科学技术出版社,2020.

[6] 韩凤红.实用妇产科护理[M].长春:吉林科学技术出版社,2019.

[7] 宋美茹.最新内科护理精要[M].天津:天津科学技术出版社,2018.

[8] 马秀芬,王婧.内科护理[M].北京:人民卫生出版社,2020.

[9] 刘淑芹.综合临床护理实践[M].北京:科学技术文献出版社,2020.

[10] 程萃华,张卫军,王忆春.临床护理基础与实践[M].长春:吉林科学技术出版社,2019.

[11] 马莉莉.实用临床护理指南[M].长春:吉林科学技术出版社,2019.

[12] 梁玉玲.基础护理与专科护理操作[M].哈尔滨:黑龙江科学技术出版社,2020.

[13] 蔡华.现代产科护理精要[M].天津:天津科学技术出版社,2018.

[14] 曾广会.临床疾病护理与护理管理[M].北京:科学技术文献出版社,2020.

[15] 张铁晶.现代临床护理常规[M].汕头:汕头大学出版社,2019.

[16] 刘萍.内科临床护理技能实践[M].汕头:汕头大学出版社,2019.

[17] 伍海燕,贺大菊,金丹.临床护理技术实践[M].武汉:湖北科学技术出版社,2018.

[18] 窦超.临床护理规范与护理管理[M].北京:科学技术文献出版社,2020.

[19] 刘巍,常娇娇,盛妍.实用临床内科及护理[M].汕头:汕头大学出版社,2019.

[20] 李保全,宋爱华,孔志国.现代疾病综合诊疗与护理[M].长春:吉林科学技术出版社,2019.

[21] 杜永秀.临床护理基础与操作规范[M].开封:河南大学出版社,2019.

[22] 万霞.现代专科护理及护理实践[M].开封:河南大学出版社,2020.

[23] 黄俊蕾,赵娜,李丽沙.新编实用临床与护理[M].青岛:中国海洋大学出版社,2019.

[24] 池末珍,刘晓敏,王朝春.临床护理实践[M].武汉:湖北科学技术出版社,2018.

[25] 李素霞.心内科临床护理与护理技术[M].沈阳:辽宁科学技术出版社,2020.

[26] 胡金华,商青林,余国萍.临床护理与管理实践[M].天津:天津科学技术出版社,2018.

[27] 袁秀云.新编临床护理实践[M].长春:吉林科学技术出版社,2020.

[28] 汤优优.现代护理管理与常见病护理[M].北京:科学技术文献出版社,2020.

[29] 屈庆兰.临床常见疾病护理与现代护理管理[M].北京:中国纺织出版社,2020.

[30] 王雪玲.现代护理新思维[M].天津:天津科学技术出版社,2018.

[31] 赵艳东.临床护理基础理论及护理实践[M].北京:科学技术文献出版社,2020.

[32] 高清源,刘俊香,魏映红.内科护理[M].武汉:华中科技大学出版社,2018.

[33] 左岚.现代临床护理实践与护理管理[M].北京:科学技术文献出版社,2020.

[34] 张丽丽.实用临床护理实践[M].天津:天津科学技术出版社,2020.

[35] 樊子双.基础护理学理论研究与应用[M].长春:吉林科学技术出版社,2019.

[36] 肖永芳,张蕾.颅内压监测仪用于颅内压增高患者治疗中的效果观察及其护理体会[J].当代医学,2020,26(18):77-79.

[37] 于丽燕.优质护理服务在肺结核护理应用效果观察[J].系统医学,2021,6(16):166-168.

[38] 韩夏.舒适护理理念在脑膜瘤手术患者围术期护理中的应用效果[J].心血管外科杂志(电子版),2020,9(2):191.

[39] 尹利敏.妊娠合并心脏病孕产妇观察与护理效果评价[J].中国农村卫生,2020,12(12):70.

[40] 孟慧慧.综合护理干预在小儿高热惊厥护理中的应用效果[J].饮食保健,2020,7(24):5-6.